顾问简介

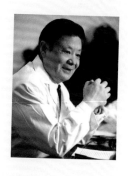

王琦，中国工程院院士，国医大师。北京中医药大学一级教授、主任医师、研究员、博士生导师，北京中医药大学国家中医体质与治未病研究院院长，国家中医药管理局中医体质辨识重点研究室主任。享受国务院政府特殊津贴。第四届中央保健委员会会诊专家，全国老中医药专家学术经验继承工作指导老师，中医药传承博士后合作导师，国家重点基础研究发展计划（"973"计划）首席科学家。

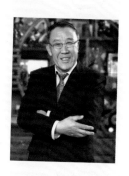

刘景源，教授、主任医师、研究员、博士生导师，首都国医名师，著名温病学家。现任国家中医药管理局突发公共事件中医药应急专家委员会委员、中华中医药学会感染病分会顾问、国家中医药管理局全国优秀中医临床人才研修项目指导专家、全国老中医药专家学术经验继承工作指导老师、世界中医药学会联合会温病专业委员会会长、中国中医药信息研究会温病分会会长、中国中医药研究促进会仲景医学分会常务副会长。

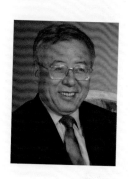

姜良铎，主任医师、教授、博士生导师，享受国务院政府特殊津贴，首都国医名师，全国老中医药专家学术经验继承工作指导老师。国家中医药管理局中医治疗"非典"、甲流技术方案专家，国家中医药管理局重点学科呼吸热病学科带头人，中华中医药学会感染病分会顾问，教育部211工程重点学科——中医内科学学术带头人，中央保健委员会会诊专家，国家自然基金评审专家，第九届、第十届国家药典委员会委员。

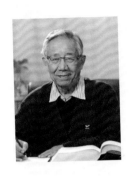

高学敏，主任医师、教授、博士生导师，享受国务院政府特殊津贴，首届全国中医药高等学校教学名师，首都国医名师，国家中医药管理局重点学科临床中药学学术带头人，中华中医药学会中药基础理论分会名誉主任委员，第七届、第八届、第九届、第十届国家药典委员会委员，第十一届、第十二届国家药典委员会顾问委员，中国中药协会药物临床评价研究专业委员会主任委员，国家基本药物目录专家委员会委员，《国家基本药物临床应用指南》编写组长。

总主编简介

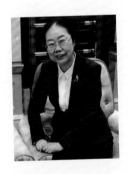

谷晓红，教授，主任医师，博士生导师。北京中医药大学原党委书记，北京中医药大学中医疫病研究院院长，教育部中医学类教学指导委员会主任委员，中华中医药学会感染病分会主任委员，中国老年学和老年医学学会副会长，中华预防医学会副会长。

副总主编简介

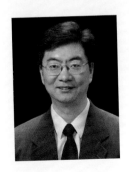

李峰，教授，主任医师，博士生导师。北京中医药大学中医学院院长，国家中医药管理局三级实验室神经免疫实验室主任。兼任中国残疾人康复学会中医康复专业委员会主任委员，中华中医药学会中医诊断分会副主任委员。曾参与"非典"的临床工作及相关研究，获北京市抗击"非典"优秀个人奖章。享受国务院政府特殊津贴。

疫病名方精选

中医疫病诊疗参考书系

顾　问◎王　琦　刘景源　姜良铎　高学敏

总主编◎谷晓红

编　著◎李　峰　张　林　刘铁钢

中国健康传媒集团
中国医药科技出版社

内容提要

本书深入挖掘古代疫病防治经典名著中的方剂，再现其古籍原貌，深究其用药思路之巧、组方配伍之精、临床应用之妙。全书内容丰富，资料翔实，具有较高的临床实用价值和研究价值，可供中医药院校师生、中医临床工作者及中医药爱好者阅读参考。

图书在版编目（CIP）数据

疫病名方精选 / 李峰，张林，刘铁钢编著 . —北京：中国医药科技出版社，2023.8

（中医疫病诊疗参考书系）

ISBN 978-7-5214-1616-9

Ⅰ.①疫… Ⅱ.①李… ②张… ③刘… Ⅲ.①瘟疫 - 验方 - 汇编 - 中国 Ⅳ.① R254.3

中国版本图书馆 CIP 数据核字（2020）第 027801 号

美术编辑 陈君杞
版式设计 南博文化

出版	**中国健康传媒集团** | 中国医药科技出版社	
地址	北京市海淀区文慧园北路甲 22 号	
邮编	100082	
电话	发行：010-62227427　邮购：010-62236938	
网址	www.cmstp.com	
规格	880×1230mm $\frac{1}{32}$	
印张	6 $\frac{1}{8}$	
字数	161 千字	
版次	2023 年 8 月第 1 版	
印次	2023 年 8 月第 1 次印刷	
印刷	三河市万龙印装有限公司	
经销	全国各地新华书店	
书号	ISBN 978-7-5214-1616-9	
定价	**32.00 元**	

获取新书信息、投稿、为图书纠错，请扫码联系我们。

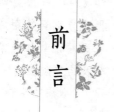

前言

　　疫病是指感受特殊疫毒之邪并具有较强传染性，易引起流行的急性发热性疾病，相当于西医学中急性传染性疾病的概念。据有关研究资料显示，从公元前243年"天下疫"始，至1949年中华人民共和国成立止，我国共发生较大的疫情500余次，中医先贤们在这一过程中创造出了六经辨证、卫气营血辨证和三焦辨证等许多独具特色的治疫理论和防治方法，为中华民族的繁衍做出了重要的贡献。中医学在当今传染病的防治中仍然发挥着积极的作用，如在防治流行性感冒、麻疹、流行性腮腺炎、流行性出血热、登革热、人禽流感等重大急性传染病中，均取得较好疗效。

　　近年来，由于生态环境的变化，病原微生物的耐药变异，人口流动性的加快，新发、突发疫情的防控难度愈来愈大。面对突如其来的新的传染病，充分挖掘中医防治疫病之精华，整理历代可供借鉴的经典名方验案以及有效药物等资料，为临床一线提供可靠的辨证思路、治疗方法和充足的"弹药"，提高临床应对突发疫情的反应能力，是重要而紧迫的任务，因此包括《疫病名方精选》《疫病验案精选》和《疫病本草》的《中医疫病诊疗参考书系》应运而生。

　　《疫病名方精选》对《温疫论》《伤寒瘟疫条辨》《广瘟疫论》

和《疫疹一得》等古代疫病防治经典名著中的方剂进行深入挖掘，再现方剂药物组成、用法用量、主治病证等古籍原貌，并基于古代医籍记载和医家点评重点阐明病机指导下的用药思路、用方指征及组方配伍的精妙之处。

《疫病验案精选》对民国以前有关疫病治疗的医案进行追本溯源，尤其对古代疫病防治经典名著中的案例进行深入挖掘，再现医案原文及出处，并基于古代医籍记载和医家点评重点分析医案病机和医家诊疗思路，并提示遣方用药的精妙之处。

《疫病本草》从古籍本草著作中筛选出有明确治疗疫病记载的中药，结合历代本草文献和《中华本草》、现代临床用药实际，介绍每味中药的药性、功效、应用、用法用量、使用注意、现代研究等。尤其是药性特点和临床应用主要围绕治疗疫病来论述，运用中医药基本理论阐述药物治疗疫病的机制。

在《中医疫病诊疗参考书系》丛书的编写过程中，总主编北京中医药大学谷晓红教授基于温病学理论和临床实践，对本书的创作思路、目的和内容给予了精心指导、审阅；总顾问王琦教授、刘景源教授、姜良铎教授和高学敏教授给予了极大的关注与悉心指导，同时也得到了中国医药科技出版社的领导和编辑们的精心组织和大力支持。虽然编者在编写过程中以严谨、认真、求实的态度做了大量工作，但难免存在疏漏或欠妥之处，敬请广大读者谅解并共同研究，多提宝贵意见，以促进中医防治疫病理论和实践的研究和完善。

《中医疫病诊疗参考书系》编写组

2022年10月15日

《疫病名方精选》一书源于中医先贤在与疫病斗争过程中积累下的宝贵方剂资料和临床经验，书中对历代经典方书中涉及疫病治疗的方剂进行了全面梳理和追本溯源，除了选择《伤寒论》《金匮要略》《备急千金要方》等经典方书之外，还对《温疫论》《伤寒瘟疫条辨》《广瘟疫论》和《疫疹一得》等古代疫病防治经典名著中的方剂进行了深入挖掘。

本书在方剂的选择上，首先选取古代医籍中有明确疫病防治记载的方剂，同时参考临证治疗中不同疾病进展期的效方、验方，最终筛选出方剂共168首，按照其使用目的分为治疗方（152首）和预防方（16首）两大类，预防方按照其使用方式分为内服类及外用类。治疗方是本书的重点，在方剂分类的模式上，本书参考现代《方剂学》教材的分类方式，按其功效分为解表剂、和解剂、表里双解剂、清热剂、温里剂、泻下剂、开窍剂、祛湿剂、祛痰剂、治燥剂和补益剂共11类。其中，既有见于教材且分类明确的经典方剂，又有大量未入选《方剂学》教材的疫病专用方剂。书中大定风珠、加减复脉汤两首方剂，在《方剂学》中原本属于治风剂，但由于本书治风方剂数量很少，不宜单独成章，又因两个方剂的组成多为养阴药，针对的都是阴虚引起的风证，故取其相近功效，置于补益剂中。关于升麻鳖甲汤一方，其组方用药寒温相配，但其中用量大者为升麻、甘草，用以清热解毒治阳毒，故将其归入清热剂。在分类时，编者参考了基于《方剂学》治法理论的分类依据，同时也参阅原书，体悟作者本人的制方思路及用药意图，最终形成了本书的11类方剂分类目录。

书中治疗方的撰写分为组成、用法、主治、组方思路、历代名医点评5个方面，选取古代医家有特色的论述，对方剂的内容进行深入阐述。全书力求再现方剂药物组成、用量用法、主治病证等古籍原貌，并基于古代医籍记载和医家点评重点阐明病机指导下的用药思路、用方指征及组方配伍的精妙之处。

需要说明的是，本书中的方剂所选药物剂量是源于历代医籍，其用量折算标准不同，现代临床应用时需参考《中华人民共和国药典》用药要求及患者实际身体情况，斟酌用量，酌情使用。部分外用方剂中涉及一些有毒矿物药的运用，临证中需注意使用方法及药物剂量，在安全有效的前提下再予以使用。同时，书中个别方剂涉及犀角、穿山甲等禁用中药，为保留古籍原貌，未予修改，临床使用时应选择相应的替代品。

希望本书对于中医理论及临床工作者筛选及研究疫病相关方剂有所裨益，虽然编者在编写过程中以认真、求实的态度做了大量工作，但难免挂一漏万，敬请读者谅解并提出宝贵意见。

编者

2023年2月

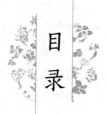

目录

·上篇 治疗方·

❦ · 下篇　预防方 · ❧

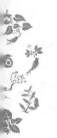

|上篇|

治疗方

解表剂

一、辛温解表

麻黄汤
《伤寒论》

【组成】麻黄（三两，去节） 桂枝（二两，去皮） 甘草（一两，炙） 杏仁（七十个，去皮尖）

【用法】上四味，以水九升，先煮麻黄，减二升，去上沫，内诸药，煮取二升半，去滓，温服八合，覆取微似汗，不须啜粥，余如桂枝法将息。

【主治】太阳病，头痛发热，身疼，腰痛，骨节疼痛，恶风，无汗而喘者，麻黄汤主之。（东汉·张仲景《伤寒论》）

太阳与阳明合病，喘而胸满者，不可下，宜麻黄汤。（东汉·张仲景《伤寒论》）

脉浮而数者，可发汗，宜麻黄汤。（东汉·张仲景《伤寒论》）

阳明病，脉浮，无汗而喘者，发汗则愈，宜麻黄汤。（东汉·张仲景《伤寒论》）

本方主治风寒表实证。临床应用以恶寒发热，无汗而喘，苔薄白，脉浮紧为辨证要点。

【组方思路】方中麻黄辛苦性温，为肺经专药，善开腠理而发越人体阳气，发汗解表、宣肺平喘而为君药。桂枝辛甘温，解表散寒、畅营达卫、温经止痛而为臣，与麻黄相须为用，通畅营卫，既加强发汗解表之力，又兼除头身疼痛。杏仁苦辛温，宣降肺气为佐药，与麻黄相配，宣降相宜以增强止咳平喘之功。炙甘草甘温，甘缓调中，既能调和麻、杏之宣降，又能缓和麻、桂相合之峻烈，以免汗出太过而伤耗正气，是使药而兼佐药之用。四药相合，共奏发汗解表、宣肺平喘之功。

【历代名医点评】喻嘉言曰：麻黄发汗，其力最猛，故以桂枝监之，甘草和之。用杏仁润下以止喘逆，正如驭马防其放逸耳。……麻黄中空，辛温气薄，肺家专药而走太阳，能开腠散寒。（皮腠，肺之所主，寒从此入，仍从此出。）桂枝辛温，能引营分之邪，达之肌表。（桂入营血，能解肌，营卫和，始能作汗。）杏仁苦甘，散寒而降气；甘草甘平，发散而和中。经曰：寒淫于内，治以甘热，佐以苦辛。是已。（清·汪昂《医方集解》）

葛根汤
《伤寒论》

【组成】葛根四两　麻黄三两，去节　桂枝二两，去皮　生姜三两，切　甘草二两，炙　芍药二两　大枣十二枚，擘

【用法】上七味，㕮咀，以水一斗，先煮麻黄、葛根，减二升，去沫，内诸药，煮取三升，去滓，温服一升。覆取微似汗，不须啜粥。余如桂枝法将息及禁忌。

【主治】太阳病，项背强几几，无汗，恶风，葛根汤主之。（东汉·张仲景《伤寒论》）

太阳与阳明合病者，必自下利，葛根汤主之。（东汉·张仲景《伤寒论》）

本方主治太阳表实，欲作刚痉证。临床应用以恶风寒，发热，头痛，无汗，项背拘急不舒，脉浮紧为辨证要点。

【组方思路】方中葛根辛甘而凉，为阳明经之要药，既能散邪解肌清热，又能生津止渴，为君药。麻黄苦辛性温，为肺经专

药，善开腠理，助葛根发越阳气，发汗解表为臣药。桂枝、芍药，一辛甘而温，一酸苦而凉，一治卫强，一治营弱，调和营卫。姜、草、枣与桂枝芍药合为桂枝汤，滋阴合阳，助葛根解肌发表。全方共奏发汗解表、升津舒筋之功，治疗风寒之邪束表，太阳经输不利。

【历代名医点评】

（1）周扬俊曰：不去麻黄，复加葛根，大开肌肉之药，不虑大汗无制乎？故以桂枝监之，且以芍药收之。喻嘉言曰：仲景于太阳带阳明证，其风伤卫，则桂枝汤中加葛根；寒伤营，则麻黄汤中加葛根。太阳带少阳证，其风伤卫，则桂枝汤中加柴胡；寒伤营，则麻黄汤中加柴胡。合、并之病亦然。（清·汪昂《医方集解》）

（2）葛根汤，即桂枝汤加麻黄、倍葛根，以去营实，小变麻、桂之法也。独是葛根、麻黄治营卫实，芍药、桂枝治营卫虚，方中虚实互复者，其微妙在法。发营卫之汗，而固表收阴袭，不使热邪传入阳明也。故仲景治太阳病未入阳明者，用以驱邪，断入阳明之路。（清·王子接《绛雪园古方选注》）

桂枝汤
《伤寒论》

【组成】桂枝三两，去皮　芍药三两　甘草二两，炙　生姜三两，切　大枣十二枚，擘

【用法】上五味，㕮咀三味。以水七升，微火煮取三升，去滓，适寒温，服一升。服已须臾，啜热稀粥一升余，以助药力。温覆令一时许，遍身漐漐，微似有汗者益佳，不可令如水流漓，病必不除。若一服汗出病瘥，停后服，不必尽剂；若不汗，更服，依前法；又不汗，后服小促其间，半日许，令三服尽；若病重者，

一日一夜服，周时观之。服一剂尽，病证犹在者，更作服；若汗不出者，乃服至二三剂。禁生冷、黏滑、肉面、五辛、酒酪、臭恶等物。

【主治】太阳中风，阳浮而阴弱。阳浮者，热自发；阴弱者，汗自出。啬啬恶寒，淅淅恶风，翕翕发热，鼻鸣干呕者，桂枝汤主之。（东汉·张仲景《伤寒论》）

太阳病，头痛发热，汗出恶风者，桂枝汤主之。（东汉·张仲景《伤寒论》）

太阴病，脉浮者，可发汗，宜桂枝汤。（东汉·张仲景《伤寒论》）

本方主治风寒表虚证或营卫不和证。临床应用以头痛发热，汗出恶风，或鼻鸣干呕，苔白不渴，脉浮缓或浮弱为辨证要点。

【组方思路】方中桂枝辛甘而温，透营达卫，解肌散寒，为君药。芍药酸苦而凉，益阴敛营，为臣药。君臣相合，相须为用，一治卫强，一治营弱，共调营卫。生姜辛温，既助桂枝解肌散邪，又能暖胃止呕；大枣甘平，益气和中，滋脾生津。姜枣相合，还可升散脾胃之气津而益营助卫，合为佐药。炙甘草甘温，益气和中，合桂枝"辛甘化阳"以扶卫，合芍药"酸甘化阴"以助营，兼调和诸药，为佐使之用。制方配伍严谨，散邪敛汗，调肌表之营卫；益脾畅胃，调脾胃之营卫；甘草两调于表里营卫之间。

【历代名医点评】周扬俊曰：风既伤卫，则卫气疏，不能内护于营，而汗自出矣。汗者血之液也，苟非用血药，以桂枝和营散邪，以芍药护营固里，则不但外邪不出，且入而为里患矣。然后知和营则外邪出，邪出则卫自密，更不必用固表之药，而汗自止矣。李东垣曰：仲景治表虚，制此汤用桂枝为君，桂枝辛热发散，体轻助阳，芍药、甘草佐之。若腹中急痛，乃制小建中汤，以芍药为君，芍药酸寒，主收补中；桂枝、甘草佐之。一治表虚，一治里虚。又曰：以桂枝易肉桂，治感寒腹痛之神药。如中热腹痛，去桂加黄芩。经曰：风淫所胜，平以辛凉，佐以苦甘，以甘缓之，以酸收之。桂枝辛甘发散为阳，臣以芍药之酸收，佐以甘草之甘平，不令走泄阴气也。姜辛温能散，散寒止呕。枣甘温能和。此不专于发散，又以行脾之津液而和营卫者也。（清·汪昂《医方集解》）

大青龙汤
《伤寒论》

【组成】麻黄去节，六两　桂枝去皮，二两　甘草炙，二两　杏仁去皮尖，四十枚　石膏如鸡子大，碎　生姜切，三两　大枣十枚，擘

【用法】上七味，以水九升，先煮麻黄，减二升，去上沫，内诸药，煮取三升，去滓，温服一升。取微似汗，汗出多者，温粉扑之；一服汗者，停后服；若复服，汗多亡阳，遂虚，恶风烦躁，不得眠也。

【主治】太阳中风，脉浮紧，发热恶寒，身疼痛，不汗出而烦躁者，大青龙汤主之。若脉微弱，汗出恶风者，不可服之。服之则厥逆，筋惕肉𥆧，此为逆也。（东汉·张仲景《伤寒论》）

本方主治外感风寒，里有郁热证。临床应用以恶寒发热，头身疼痛，无汗，烦躁，口渴，脉浮紧为辨证要点。

【组方思路】大青龙汤由麻黄汤重用麻黄，另加石膏、生姜、大枣组成。方中麻黄用量较麻黄汤多一倍，为发汗峻剂，意在外散风寒，开郁闭之表；加石膏，清郁闭之里；重用炙甘草，加生姜、大枣，和中以滋汗源。麻黄、石膏相配，既相反相成，相互制约，又各行其道，为寒温并用、表里双解之剂。

【历代名医点评】

（1）治风不外乎桂枝，治寒不外乎麻黄，合桂枝、麻黄二汤以成剂，故为兼风寒中伤者主之也。二证俱无汗，故减芍药，不欲其收也。二证俱烦躁，故加石膏以解其热也。设无烦躁，则又当从事于麻黄桂枝各半汤也。仲景于表剂中加大寒辛甘之品，

则知麻黄证之发热，热全在表；大青龙证之烦躁，兼肌里矣。
（清·吴谦《医宗金鉴》）

（2）此方合麻桂而用石膏，何以发汗如是之烈？盖麻黄汤麻
黄用二两，而此用六两。越婢汤石膏用半斤，而此用鸡子大一块。
一剂之药，除大枣约重十六两，以今秤计之，亦重三两有余，则
发汗之重剂矣。虽少加石膏，终不足以相制也。（清·徐大椿《伤寒
论类方》）

（3）此大青龙汤所主之证，原系胸中先有蕴热，又为风寒锢
其外表，致其胸中之蕴热有蓄极外越之势。而其锢闭之风寒，而
犹恐芍药苦降酸敛之性，似于发汗不宜，而代以石膏，且多用之
以厚其力，其辛散凉润之性，既能助麻、桂达表，又善化胸中蕴
蓄之热为汗，随麻、桂透表而出也，为有云腾致雨之象，是以名
为大青龙也。至于脉微弱汗出恶风者，原系胸中大气虚损，不能
固摄卫气，即使有热亦是虚阳外浮，若误投以大青龙汤，人必至
虚者益虚，其人之元阳因气分虚极而欲脱，遂致肝风萌动而筋惕
肉瞤也。（清·张锡纯《医学衷中参西录》）

小青龙汤
《伤寒论》

【组成】麻黄三两, 去节　芍药三两　干姜三两　甘草三两, 炙　桂枝
三两, 去皮　细辛三两　五味子半升　半夏半升, 洗

【用法】以上八味，以水一斗，先煮麻黄，减二升，去上沫，
内诸药。煮取三升，去滓，温服一升。

【主治】伤寒表不解，心下有水气，干呕发热而咳，或渴，或
利，或噎，或小便不利，少腹满，或喘者，小青龙汤主之。（东
汉·张仲景《伤寒论》）

病溢饮者，当发其汗，大青龙汤主之，小青龙汤亦主之。（东

汉·张仲景《金匮要略》）

本方主治风寒客表，水饮内停证。临床应用以恶寒发热，无汗，喘咳，痰多而稀，或痰饮咳喘，不得平卧，或身体疼重，头面四肢浮肿，舌苔白滑，脉浮滑或紧为辨证要点。

【组方思路】 外寒内饮证，病机为风寒外束肌表，寒饮上迫于肺，肺失宣降，并兼阳弱津乏。治当发汗蠲饮，内外合治，兼顾气液。方用麻黄、桂枝为君，发汗解表，除外寒而宣肺气；干姜、细辛为臣，温肺化饮，兼助麻、桂解表。然肺失宣降，并兼阳弱津乏，此纯用辛温发散，既恐耗伤肺气，又虑其温燥伤津，故以五味子敛肺气而止咳喘，芍药益阴血而敛津液，合为佐制之用。半夏祛痰和胃，散结除痞，亦为佐药。炙甘草益气和中，调和于辛散酸收之间，兼为佐使。此八味相配，使表解饮去，肺复宣降，诸症自平。表里并治，散中有收，宣中有降，制有法度。

【历代名医点评】

（1）小青龙汤为外感中治痰饮之剂，实为理肺之剂也。肺主呼吸，其呼吸之机关在于肺叶之阖辟，其阖辟之机自如，喘病自愈。是以陈修园谓：小青龙汤当以五味、干姜、细辛为主药，盖五味子以司肺之阖，干姜以司肺之辟，细辛以发动其阖辟活泼之机，故小青龙汤中诸药皆可加减，独此三味不可加减。……仲景之方，用五味即用干姜，诚以外感之证皆忌五味，而兼痰嗽者尤忌之，以其酸敛之力甚大，能将外感之邪锢闭肺中永成劳嗽，惟济之以干姜至辛之味，则无碍。诚以五行之理，辛能胜酸，《内经》有明文也。平均小青龙汤之药性，当以热论。而外感痰喘之证又有热者十之八九，是以愚用小青龙汤三十余年，未尝一次不加生石膏。即所遇之证分毫不觉热，亦必加生石膏五六钱，使药性之凉热归于平均。若遇证之觉热，或脉象有热者，则必加生石膏两许或一两强。（清·张锡纯《医学衷中参西录》）

（2）太阳停饮有二：一中风，表虚有汗，五苓散证也；一伤寒，表实无汗，小青龙汤证也。表实无汗，故合麻、桂二方以解外。去大枣者，以其性泥也。去杏仁者，以其无喘也，有喘者加之。去生姜者，以有干姜也，若呕者仍用。佐干姜、细辛，极温极散，使寒与水俱从汗而解。佐半夏逐痰饮，以清不尽之饮。佐五味收肺气，以敛耗伤之气。若渴者，去半夏，加花粉，避燥以生津也。若微利与噎，小便不利，少腹满，俱去麻黄，远表以就里也。加附子以去噎散寒，则噎可止。加茯苓以利水，则微利少腹满可除矣。此方与越婢汤同治水饮溢于表，而为肤胀水肿，宜发汗外解者，无不随手而消。越婢治有热者，故方中君以石膏，以散阳水也。小青龙治有寒者，故方中佐以姜、桂，以消阴水也。

（清·吴谦《医宗金鉴》）

射干麻黄汤
《金匮要略》

【组成】射干十三枚　麻黄四两　生姜四两　细辛　紫菀　款冬花各三两　五味子半升　大枣七枚　半夏大者，洗，八枚，一法半升

【用法】以水一斗二升，先煎麻黄二沸，去上沫，内诸药，煮取三升，分温三服。

【主治】本方主治寒痰郁肺结喉证。症见咳嗽，气喘，喉间痰鸣似水鸡声，或胸中似水鸣音，或胸膈满闷，或吐痰涎，苔白，脉弦紧。临床应用以咳喘，喉中痰鸣，痰多色白，舌质淡，苔白腻，脉浮紧或沉迟为辨证要点。

【组方思路】方中麻黄宣肺温肺，化饮散寒，止咳平喘，开达气机；寒饮结喉，以射干泻肺降逆，利咽散结，祛痰化饮，其为君药。寒饮内盛，以细辛温肺化饮，温宣肺气；肺主宣降，以款冬花宣肺化饮止咳；紫菀泻肺止咳，降逆祛痰，温化寒饮，调畅气机，与款冬花相配，一宣一降，调理肺气；痰饮蕴结，以半夏

醒脾燥湿化痰，温肺化饮，利喉涤痰；生姜降逆化饮，畅利胸膈，助半夏降逆化痰，共为臣药。肺气上逆，以五味子收敛肺气，使肺气宣降有序，兼防宣发降泄药伤肺气，为佐药。大枣补益中气，生化气血，滋荣肺气，为佐使药。诸药配伍，以奏温肺化饮、下气祛痰之效。

【历代名医点评】

（1）上气而作水鸡声，乃是痰碍其气，气触其痰，风寒入肺之一验。故于小青龙方中，除桂心之热，芍药之收，甘草之缓，而加射干、紫菀、款冬、大枣。专以麻黄、细辛发表，射干、五味下气，款冬、紫菀润燥，半夏、生姜开痰，四法萃于一方，分解其邪，大枣运行脾津以和药性也。（清·张璐《千金方衍义》）

（2）射干、紫菀、款冬降逆气；麻黄、细辛、生姜发邪气；半夏消饮气。而以大枣安中，五味敛肺，恐劫散之药并伤及其正气也。（清·尤怡《金匮要略心典》）

麻黄杏仁薏苡甘草汤
《金匮要略》

【组成】麻黄去节，半两，汤泡　　甘草一两，炙　　薏苡仁半两　　杏仁十个，去皮尖，炒

【用法】上锉麻豆大，每服四钱匕。水盏半，煮八分，去滓，温服。有微汗，避风。

【主治】风湿一身尽疼，发热，日晡所剧者。（东汉·张仲景《金匮要略》）

本方主治风湿并重，阻滞经络，风湿之邪乘虚而入，或经脉久有劳伤，复感风湿之邪。

【组方思路】麻黄疏风散邪，除湿温经；杏仁宣肺卫之表，充卫通阳；薏苡仁除湿祛风，兼能运脾化湿；甘草和诸药、建中州，

四药合用有除风、祛湿、解表、通阳的作用。

【历代名医点评】麻黄杏仁薏苡甘草汤治风湿一身尽疼，发热日晡所剧。此病伤于汗出当风，或久伤取冷所致也。(清·尤怡《金匮翼》)

葱豉汤
《肘后备急方》

【组成】葱白一虎口　豉一升

【用法】上以水三升，煮取一升，顿服取汗。不汗复更作，加葛根二两、升麻三两，水五升，煎取二升，分再服，必得汗；若不汗，更加麻黄二两，又用葱汤研米二合，水一升，煮之，少时下盐、豉，后纳葱白四物，令火煎取三升，分服取汗。

【主治】伤寒初起，头痛身热，脉浮大。

本方为发汗解表轻剂，主治外感风寒表证初起，邪轻病浅之证。临床应用以轻微发热，恶寒为辨证要点。

【组方思路】方中以葱白辛温通阳，疏达肌表以散风寒为主药，辅以淡豆豉之辛甘以宣散解表，所以葱豉合用，有通阳发汗、解表散寒的作用。

【历代名医点评】

（1）此足太阳药也。葱通阳而发汗，豉升散而发汗，邪初在表，宜先服此以解散之。免用麻黄汤者之多所顾忌，用代麻黄者之多所纷更也。(清·汪昂《医方集解》)

（2）在内之温邪欲发，在外之新邪又加，葱豉汤最为捷径，表分可以肃清。(清·王孟英《温热经纬》)

（3）葱豉汤中葱白性味辛温，乃方中之主药，益以豆豉之性升发，故功能发散在表之风寒；与麻黄汤有殊途同归之妙，较麻黄汤之力轻微，无羌活汤之辛烈走窜，大抵寒邪轻者，袭于皮毛，

症见寒热头疼，鼻塞无汗，欲辛散手太阴肺经，而用辛温轻剂以取汗者，此方宜之。（蔡陆仙《中国医药汇海·方剂部》）

阳旦汤
《外台秘要》

【组成】大枣擘，十二枚　桂枝三两　芍药三两　生姜三两　甘草炙，三两　黄芩二两

【用法】上六味㕮咀，以泉水六升，煮取四升，分四服，日三。

【主治】冬月严寒及恶寒甚者，大青龙汤、葳蕤汤、越婢汤、阳旦汤可借用。（清·戴天章《广瘟疫论》）

本方主治中风伤寒。临床应用以发热，汗出恶风，颈项强直，鼻鸣干呕，脉浮为辨证要点。

【组方思路】方中桂枝辛温为君药，温经通脉，通阳化气；芍药为臣药，养血敛阴，桂芍合用，营卫同治，散中有收，汗中有补。又桂枝得芍药，汗而有源，芍药得桂枝，滋而能化，君臣相辅相成，祛在表之风邪，敛外泄之营阴。全方较桂枝汤多一味黄芩，苦寒清热，解在里之疫毒。生姜辛温，助桂枝辛散表邪；大枣甘平，益气补中，姜、枣补脾和胃为佐药。炙甘草调和诸药，合桂枝辛甘化阳，合芍药酸甘化阴。纵观全方，发中有补，散中有收，外散表邪，内清里热，阴阳同调。

【历代名医点评】一名阳旦汤者，以《伤寒》《玉函》皆有证象。阳旦之说，旦明同义，故一名阳明汤。《脉经》录《要略·妇人篇》阳旦汤症云：阳旦汤方，在伤寒中桂枝是也，是叔和固以阳旦即桂枝也，近世始有以桂枝加黄芩为阳旦者。然考《千金方·发汗汤篇》，阳旦汤方云：治伤寒中风，脉浮发热，往来汗出，恶风头项强，鼻鸣干呕。又云：若脉浮紧，发热汗不出（原文脱"汗不出"三字，今从《经》补）者，不可与之。桂枝汤方

下亦录《伤寒》此文，是孙真人固谓阳旦即桂枝也。(清·莫枚士《经方例释》)

诏书发汗白薇散
《备急千金要方》

【组成】白薇十二铢　杏仁　贝母各十八铢　麻黄一两八铢

【用法】上四味治下筛，酒服方寸匕，自覆卧，汗出即愈。

【主治】治伤寒二日不解者方。(唐·孙思邈《备急千金要方》)

本方主治伤寒，无汗，里有热而表有寒之证。

【组方思路】本方以麻黄辛温发汗解表，杏仁甘温，与麻黄相配伍，一升一降，宣肺的同时解表祛邪。白薇、贝母均为苦寒之品，在麻黄、杏仁解表的同时，以清内热。

【历代名医点评】此于麻黄汤中，以白薇之苦泄易桂枝，贝母之苦寒易甘草，治伤寒三日不解，既散表邪，兼解内热，麻黄汤之变法也。(清·张璐《千金方衍义》)

六物解肌汤
《备急千金要方》

【组成】葛根四两　茯苓三两　麻黄　牡蛎　生姜各二两　甘草一两(《古今录验》无生姜、甘草。)

【用法】上六味㕮咀，以水八升，煮取三升，分三服，再服后得汗，汗通即止。

【主治】治伤寒发热身体疼痛方。(唐·孙思邈《备急千金要方》)

本方主治伤寒邪入阳明证。临床应用以无汗，发热，身体疼痛为辨证要点。

【组方思路】葛根专开阳明肉腠，然必兼麻黄用之，以阳明之邪必循太阳出路也。辛甘发散为阳，用以生姜、甘草。必用牡蛎一味，《本经》虽有伤寒寒热温疟之治，然性味咸，终非发散药中所宜，其柴胡龙骨牡蛎汤乃汗后邪犯少阳，本药此必发汗过多，热仍不解恐或漏风，用以统摄。茯苓内守藏气，外固津液，使不随麻、葛外泄，乃散中寓固之法，斯义不讲无人达此奥妙也。

水解散
《备急千金要方》

【组成】桂心　甘草　大黄各二两　麻黄四两（《延年秘录》有黄芩、芍药各二两。《古今录验》无甘草，有芍药，治天行热病生疱疮疼痛，解肌出汗。）

【用法】上四味治下筛，患者以生熟汤浴讫，以暖水服方寸匕，日三，覆取汗，或利便瘥。体强人服二方寸匕。

【主治】治时行，头痛壮热一二日，水解散方。（唐·孙思邈《备急千金要方》）

本方主治瘟疫郁热自内达外之证。临床应用以头痛壮热为辨证要点。

【组方思路】此足太阳、阳明药也。麻黄能开腠发汗，桂心能引血化汗，黄芩以清上中之热，大黄以泻中下之热，甘草、白芍能调胃而和中。盖天行温疫，郁热自内达外，与伤寒由表传里者不同，故虽一二日之浅，可以汗下兼行，不必同于伤寒之治法也。（清·汪昂《医方集解》）

【历代名医点评】天行时气，即四时不正之气，感而为病者，初不名疫也。因病气互相传染，老幼相似，沿门阖境而共病之，故曰天行时气也。然此疫气从鼻而入，一受其邪，脏腑皆病，若不急逐病出，则多速死。急逐之法，非汗即下，故古人治疫之方，以下为主，以汗次之，是为病寻出路也。此二方，一以治冬疫，一以治春疫。冬疫多寒，春疫多热。多寒者宜水解散，方中用麻、桂、芍、草发营卫之汗，大黄、黄芩泻疫毒之邪。多热者宜救苦丹，方中用皂角开窍而发表，大黄泻火而攻里，使毒亦从汗下而出也。二方审而用之，治疫之大法可类推矣。（清·吴谦《医宗金鉴》）

十神汤
《千金翼方》

【组成】川芎　麻黄去节　干葛　紫苏　赤芍药　升麻　白芷　甘草炙　陈皮　香附各一钱半

【用法】上作一服，水二盅，生姜五片，煎至一盅，不拘时服。

【主治】治伤寒，时令不正，瘟疫妄行，感冒发热，或欲出疹，不问阴阳，两感风寒，并皆治之。（唐·孙思邈《千金翼方》）

本方主治外感风寒，内有气滞证。临床应用以恶寒发热，头痛无汗，胸脘痞闷，不思饮食，舌苔薄白，脉浮为辨证要点。

【组方思路】麻黄、苏叶、白芷解表散寒，疏风散邪；香附、川芎、陈皮又可助苏叶理气解郁、行气宽中之力；葛根、升麻解肌发表；配伍赤芍，既可清气滞之郁所化之热，又能防辛温之品伤津助热之弊；炙甘草调药和中，共成条达气机、逐邪外出之功。

【历代名医点评】此方用升麻、干葛，能解阳明瘟疫时气。若太阳伤寒发热用之，则引邪入阳明，传变发斑矣，慎之！（明·吴绶《伤寒蕴要全书》）

神术散
《太平惠民和剂局方》

【组成】苍术米泔浸一宿，切，焙，五两　藁本去土　香白芷　细辛去

叶、土 羌活去芦 川芎 甘草炙, 各一两

【用法】上为细末。每服三钱,水一盏,生姜三片,葱白三寸,煎七分,温服,不拘时。

【主治】治四时瘟疫,头痛项强,发热憎寒,身体疼痛,及伤风鼻塞声重,咳嗽头昏,并皆治之。(宋《太平惠民和剂局方》)

本方发汗解表,化浊辟秽,主治外感风寒湿邪之证。临床应用以头痛项强,发热憎寒,身体疼痛为辨证要点。

【组方思路】方用苍术芳香辟秽,祛寒燥湿,发汗解表为君;藁本、白芷、细辛解表散寒,祛湿止痛为臣;羌活、川芎疏风通络,活血止痛为佐;甘草甘缓和中,姜、葱辛温透邪为使。诸药相合,共奏发汗解表、化浊辟秽之功。

【历代名医点评】夏、秋之间,或再感暑湿、风冷之气,发动而成痢也。其证必先脐腹痛,洞泄、水泻,里急后重,或有或无,或赤或白,或赤白相杂,日夜无度。如有此证,不问冷热、虚实,但当先服神术散,可以发散风冷、寒湿之气。(宋·陈自明《妇人大全良方》)

消风百解散
《太平惠民和剂局方》

【组成】荆芥 白芷 陈皮洗, 去白 苍术 麻黄去节, 各四两 甘草炙, 二两

【用法】上细末,每二大钱,水一大盏,姜三片,乌梅一个,同煎七分,不拘时,温服,或茶酒调下。欲发散邪风,入连须葱白三寸同煎。

【主治】治四时伤寒,头疼项强,壮热恶寒,身体烦疼,四肢倦怠,行步喘乏,及寒壅咳嗽,鼻塞声重,涕唾稠黏,痰涎壅盛,气急满闷,并宜服之。(宋《太平惠民和剂局方》)

本方主治外感风寒夹湿，内有里湿困脾证。临床应用以壮热，恶寒，头项僵痛，身体烦疼，四肢倦怠，或鼻塞，涕唾黏稠，或胸闷短气为辨证要点。

【组方思路】方中麻黄走太阳经，发汗利在表之湿；白芷主阳明经，宣通鼻窍，为治疗鼻衄、鼻渊、鼻塞不通之要药。以麻黄、荆芥、白芷辛温，共奏祛风解表除湿之功。苍术既能在内燥湿健脾，亦能助麻黄、荆芥、白术辛温祛风散寒；陈皮同苍术行气和胃，助白芷燥湿化痰。炙甘草甘缓和中，调和诸药。全方通散力量强，以疏散在表风寒湿邪为主，兼以燥化在里之痰湿。

【历代名医点评】

（1）消风百解散　微温　凡四时伤寒，头疼发热，及风寒咳嗽，鼻塞声重者宜此。（明·张介宾《景岳全书》）

（2）伤风咳嗽者，此方主之。有头疼发热，鼻塞声重者，伤风咳嗽也。伤风宜解肌，咳嗽宜利气。荆芥、白芷、麻黄，可以解肌；陈皮、苍术、甘草，可以利气。经曰：辛甘发散为阳。夫六物皆辛甘，则皆解散矣。然能解散，便能利气；能利气，便能解散。其理恒相通者也。（明·吴崐《医方考》）

香苏散
《太平惠民和剂局方》

【组成】香附子炒香，去毛　紫苏叶各四两　甘草炙，一两　陈皮二两，不去白

【用法】上为粗末。每服三钱，水一盏，煎七分，去滓，热服，不拘时候，日三服。若作细末，只服二钱，入盐点服。

【主治】治四时瘟疫、伤寒。（宋《太平惠民和剂局方》）

本方主治外感风寒，内有气滞证。临床应用以恶寒发热，头痛无汗，胸脘痞闷，不思饮食，舌苔薄白，脉浮为辨证要点。

【组方思路】方中苏叶辛温，外能解表散寒，内能行气和胃，且略兼化痰止咳之功，为君药。香附辛平，入肝脾经，为气病之总司，疏肝解郁之要药，理气宽中，行肝脾气滞，助苏叶理气和中，为臣药。陈皮辛温，归肺脾经，为治疗脾胃气滞湿阻、脘腹胀满、食少吐泻之佳品，既能助香附、苏叶理气和胃，又能燥湿化痰，能治疗呕吐、呃逆，是治疗湿痰、寒痰之要药，对于寒湿阻滞中焦者最为适宜，为佐药。炙甘草调和诸药，为使药。诸药相合，为理气解表之剂，专为四时感冒风寒较轻，内有气滞者而设，药性平和，外散表邪，内调气血，可用于妇人轻症的治疗。

【历代名医点评】

（1）伤寒全以清热安胎为主，然安胎而仍用参、术等味，则邪热固闭，反致胎下。只要随症用药，勿犯胎气，始为合法。恶寒头痛。邪在表也，宜香苏散。（清·单南山《盘珠集胎产症治》）

（2）饮食过度，触冒风冷，阴阳不和，清浊相干，谓之霍乱。妊娠患之，多致伤胎也。如邪在上胃脘，则当心而痛，其吐多；邪在下胃脘，则当脐而痛，其利多；邪在中脘，其腹中痛，吐利俱多。吐多则伤气，利多则伤血，血气受伤，不能护养其胎，况邪气鼓击胎元，母寿未有不殒者矣。此危恶之证，不可不亟治也，宜香苏散加藿香叶，先服后探吐之。（明·武之望《济阴纲目》）

金沸草散
《太平惠民和剂局方》

【组成】旋覆花去梗　麻黄去节　前胡去芦，各三两　荆芥穗四两　甘草炒　半夏汤洗七次，姜汁浸　赤芍药各一两

【用法】上为粗末。每服三钱，水一盏半，入生姜三片，枣一个，同煎至八分，去滓，温服，不计时候。有寒邪则汗出，如风盛则解利。

【主治】治风化痰，除头目昏痛，颈项强急，往来寒热，肢体烦疼，胸膈满闷，痰涎不利，咳嗽喘满，涕唾稠黏，及治时行寒疫，壮热恶风。（宋《太平惠民和剂局方》）

本方主治风寒束表，痰浊壅肺证。临床应用以恶寒发热，胸膈满闷，痰多喘咳，痰涎不利为辨证要点。

【组方思路】金沸草即旋覆花，《药性歌括》中记载，其"消痰止嗽，明目祛风，逐水尤妙"，为君药。麻黄、前胡能宣能降，一温一凉，既能疏散表邪，又能助旋覆花降气利水、化痰止咳，共为臣药。荆芥穗助前胡、麻黄发散在表之风；芍药益阴血而敛津液，佐制前药之辛散；姜半夏祛痰和胃，散结消痞，亦为佐药。甘草益气和中，调和于辛散酸收之间，兼为佐使。全方整体偏温，既能解表疏风，又能祛痰止咳，而以解表散寒为主，治疗外有风寒束表，内有痰浊壅肺之证。

【历代名医点评】

（1）此手太阴药也。风热上壅，荆芥辛轻发汗而散风；痰涎内结，前胡、旋覆消痰而降气；半夏燥痰而散逆；甘草发散而和中；茯苓行水，细辛温经。盖痰必挟火而兼湿，故下气利湿而证自平。茯苓用赤者，入血分而泻丙丁也。（小肠为丙火，心为丁火。）（清·汪昂《医方集解》）

（2）妊娠心腹痛，或宿有冷疾，或新触风寒，或痰饮相搏，若痛伤胞络，必致动胎，甚则伤坠。前症若风寒痰饮，用金沸草散。胎气郁滞，加香附、川芎。（明·薛己《校注妇人良方》）

神授太乙散
《是斋百一选方》

【组成】川升麻　白芍药　紫苏叶　香附子　干葛　香白芷　陈皮　川芎　青皮　甘草各等份

【用法】上为粗末，每服三大钱，水一盏半，生姜三片，煎至八分，去滓，通口服，不以时候，连进二服。

【主治】治四时气令不正，瘟疫妄行，人多疾病，此药不问阴阳两感，风寒湿痹。（宋·王璆《是斋百一选方》）

本方主治伤寒阴阳二证。临床应用以恶寒发热，无汗头痛，肢体骨节酸痛，口中苦而微渴，苔薄白微腻，脉象浮或浮紧为辨证要点。

【组方思路】方中升麻、葛根发表透邪，解表退热；白芷辛温，祛风解表，通窍止痛，又能燥湿；紫苏叶辛温芳香，疏散风寒，兼以理气和中；香附、川芎、陈皮、青皮理气解郁，行气宽中；白芍以敛阴和营，又使辛散之药不致伤阴；甘草既解毒，又能调和诸药。诸药合用，共奏散寒解表、理气除湿、辟秽解毒之功。

【历代名医点评】

（1）四时瘟疫流行，不问阴阳两感，头痛壮热憎寒，拘尽急痛，无问大人小儿孕妇，久病肚热胸痞疾嗽，悉皆治之。（朝鲜《医方类聚》）

（2）治伤寒阴阳二证，不问阴阳两感，表里未分皆效。（明·徐春甫《古今医统大全》）

九味羌活汤
《此事难知》

【组成】羌活　防风　细辛　苍术　白芷　川芎　黄芩　生地　甘草 原书未标注剂量

【用法】加生姜、葱白煎。

【主治】其寒束于外，无汗、恶寒尤甚，疫郁于内，烦躁更甚者，冬月大青龙汤可借用，余月九味羌活汤最为得当。（清·戴天

章《广瘟疫论》)

本方主治外感风寒湿邪，兼有里热证。临床应用以恶寒发热、肌表无汗，头痛项强，肢体酸楚疼痛，口苦而渴，苔白，脉浮为辨证要点。

【组方思路】方中羌活辛苦性温，散表寒，祛风湿，利关节，止痹痛，为治太阳风寒湿邪在表之要药，故为君药。防风辛甘性温，为风药中之润剂，祛风除湿，散寒止痛；苍术辛苦而温，功可发汗祛湿，为祛太阴寒湿的主要药物。两药相合，协助羌活祛风散寒，除湿止痛，是为臣药。细辛、白芷、川芎祛风散寒，宣痹止痛，其中细辛善止少阴头痛、白芷擅解阳明头痛、川芎长于止少阳厥阴头痛，此三味与羌活、苍术合用，为本方"分经论治"的基本结构；生地、黄芩清泄里热，并防诸辛温燥烈之品伤津，以上五药俱为佐药。甘草调和诸药为使。九味配伍，既能统治风寒湿邪，又能兼顾协调表里，共成发汗祛湿、兼清里热之剂。

【历代名医点评】

（1）经云：有汗不得服麻黄，无汗不得服桂枝，若差服，则其变不可胜数，故立此法，使不犯三阳禁忌，解利神方……九味羌活汤不独解利伤寒，治杂病有神。中风行经者加附子；中风秘涩者加大黄；中风并三气合而成痹等证，各随十二经上下内外寒热温凉，四时六气，加减补泻用之，炼蜜作丸尤妙。（元·王好古《此事难知》）

（2）触冒四时不正之气，而成时气病，憎寒壮热，头疼身痛，口渴，人人相似者，此方主之。谓春时应暖而反大寒、夏时应热而反大凉、秋时应凉而反大热、冬时应寒而反大温，此非其时而有其气，是以一岁之中，长幼之病多相似也。药之为性，辛者得天地之金气，于人则为义，故能匡正而黜邪。羌、防、苍、细、芎、芷，皆辛物也，分经而主治。邪在太阳者，治以羌活；邪在阳明者，治以白芷；邪在少阳者，治以黄芩；邪在太阴者，治以苍术；邪在少阴者，治以细辛；邪在厥阴者，治以川芎；而防风者，又诸药之卒徒也。用生地所以去血中之热；用甘草者，又所以和诸药而除气中之热也。易老自序云：此方冬可以治寒、夏可以治热、春可以治温、秋可以治湿，是诸路之应兵也。用之治四时瘟疠，诚为稳当，但于阴虚、气弱之人，在所禁尔。（明·吴崑《医方考》）

二、辛凉解表

桑菊饮
《温病条辨》

【组成】桑叶二钱五分　菊花一钱　杏仁二钱　连翘一钱五分　薄荷八分　苦桔梗二钱　生甘草八分　芦根二钱

【用法】水二杯，煮取一杯，日二服。

【主治】太阴风温，但咳，身不甚热，微渴者，辛凉轻剂桑菊饮主之。（清·吴瑭《温病条辨》）

本方主治外感风温初起之证。临床应用以咳嗽，发热不甚，微渴，脉浮数为辨证要点。

【组方思路】方中桑叶甘苦性凉，疏散上焦风热，且善走肺络，能清宣肺热而止咳嗽；菊花苦甘性寒，疏散风热，清利头目而肃肺，二药轻清灵动，直走上焦，协同为用，以疏散肺中风热见长，共为君药。薄荷辛凉，疏散风热，以助君药解表之力；杏仁苦降，肃降肺气；桔梗辛散，开宣肺气，与杏仁相合，一宣一降，以复肺脏宣降而能止咳，是宣降肺气的常用组合，三者共为臣药。连翘透邪解毒；芦根清热生津，为佐药。甘草调和诸药为使。诸药相伍，使上焦风热得以疏散，肺气得以宣降，则表证解、咳嗽止。

【历代名医点评】

（1）此辛甘化风、辛凉微苦之方也。盖肺为清虚之脏，微苦则降，辛凉则平，立此方所以避辛温也。今世佥用杏苏散通治四时咳嗽，不知杏苏散辛温，只宜风寒，不宜风温，且有不分表里之弊。此方独取桑叶、菊花者，桑得箕星之精，箕好风，风气通于肝，故桑叶善平肝风；春乃肝令而主风，木旺金衰之候，故抑其有余。桑叶芳香有细毛，横纹最多，故亦走肺络而宣肺气；菊花晚成，芳香味甘，能补金、水二脏，故用之以补其不足。风温咳嗽，虽系小病，常见误用辛温重剂，销铄肺液，致久嗽成劳者，不一而足。圣人不忽于细，必谨于微，医者于此等处，尤当加意也。（清·吴瑭《温病条辨》）

（2）此方比银翘散更轻。桑叶、菊花泄风宣肺热，杏仁泄肺降气，连翘清热润燥，薄荷泄风利肺，甘、桔解毒利咽喉，能开肺泄肺，芦根清肺胃之热，合辛凉轻解之法，以泄化上焦肺胃之风温。（李畴人《医方概要》）

（3）桑菊饮亦辛凉解表之通用方也。虽较银翘散之力轻微，然有桑叶、菊花之微辛轻散，又益以薄荷之辛以透上解表，凉以宽畅胸膈；得连翘以清心，桔、杏以宣肺，苇茎、甘草并成其清热宣透、畅行肺气之功能。则凡病之属于风温、风热，症之见有身微热、咳嗽、汗不畅、口微渴者，投之亦有宣肺清热、凉膈透表之功。不过不能冀其如时雨之降，得大汗而解也。此可与银翘散其斟酌用之。（蔡陆仙《中国医药汇海·方剂部》）

银翘散
《温病条辨》

【组成】 连翘一两　银花一两　苦桔梗六钱　薄荷六钱　竹叶四钱　生甘草五钱　荆芥穗四钱　淡豆豉五钱　牛蒡子六钱

【用法】上杵为散。每服六钱，鲜苇根（芦根）汤煎，香气大出，即取服，勿过煎。肺药取轻清，过煎则味厚入中焦矣。病重者，约二时一服，日三服，夜一服；轻者，三时一服，日二服，夜一服；病不解者，作再服。

【主治】太阴风温、温热、温疫、冬温，初起恶风寒者，桂枝汤主之。但热不恶寒而渴者，辛凉平剂银翘散主之。（清·吴瑭《温病条辨》）

本方主治外感风温等证。临床应用以发热，微恶风寒，无汗或有汗不畅，头痛口渴，咳嗽咽痛，舌边尖红，苔薄白或薄黄，脉浮数为辨证要点。

【组方思路】本方谨遵《内经》"风淫于内，治以辛凉，佐以苦甘；热淫于内，治以咸寒，佐以甘苦"之训；又宗喻嘉言芳香逐秽之说，用东垣清心凉膈散，辛凉苦甘。病初起，且去入里之黄芩，勿犯中焦；加银花辛凉，芥穗芳香，散热解毒；牛蒡子辛平润肺，解热散结，除风利咽；皆手太阴药也。……此方之妙，预护其虚，纯然清肃上焦，不犯中下，无开门揖盗之弊，有轻以去实之能，用之得法，自然奏效。（清·吴瑭《温病条辨》）

方中银花、连翘气味芳香，既能疏散风热，清热解毒，又可辟秽化浊，在透散卫分表邪的同时，兼顾了温热病邪易蕴结成毒及多夹秽浊之气的特点，故为君药。薄荷、牛蒡子辛凉，疏散风热，清利头目，且可解毒利咽；荆芥穗、淡豆豉辛而微温，解表散邪，此二者虽属辛温，但辛而不烈，温而不燥，配入辛凉解表方中，增强辛散透表之力，是为去性取用之法，以上四药俱为臣药。芦根、竹叶清热生津；桔梗开宣肺气而止咳利咽，同为佐药。甘草既可调和药性，护胃安中，又合桔梗利咽止咳，是属佐使之用。本方所用药物均系轻清之品，加之用法强调"香气大出，即取服，勿过煎"，体现了吴氏"治上焦如羽，非轻莫举"的用药原则。

【历代名医点评】

（1）银翘散，治风温温热，一切四时温邪。病从外来，初起身热而渴，不恶寒，邪全在表者。故以辛凉之剂，轻解上焦。银花、连翘、薄荷、荆芥，皆辛凉之品，轻扬解散，清利上焦者也。豆豉宣胸化腐，牛蒡利膈清咽，竹叶、芦根清肺胃之热而下达，桔梗、甘草解胸膈之结而上行，此淮阴吴氏特开客气温邪之一端，实前人所未发耳。（清·张秉成《成方便读》）

（2）治温邪初起，以牛蒡宣利肺气而滑利窍；豆豉发越少阴陈伏之邪，为君。以银花、连翘甘凉轻清，宣泄上焦心肺之邪为臣。荆芥散血中之风；薄荷辛凉，宣肺胃之热而泄风；竹叶清心肺；甘、桔解毒开肺，载诸药上浮；芦根清胃热，合辛凉轻剂而治肺胃上焦风温，但热无寒。咳嗽不爽，加杏仁、象贝；口燥，加花粉；热重加山栀、黄芩；脉洪口渴，石膏亦可加。吴氏以银翘散为主，治津气内虚之人。（李畴人《医方概要》）

（3）银花、连翘为治温病之主药。薄荷、荆芥以散风；竹叶、甘草以清热（此四味为佐）。用桔梗为使，轻扬以开其上；加苇根为引，甘淡以泄于下。而以牛蒡、淡豉为臣，通玄府以逐邪，俾为汗解。此亦辛凉苦甘之旨，诚为外感风温，初起在表、无汗之主方。本方根据河间凉膈散而加减复方之制也。（盛心如《实用方剂学》）

麻黄杏仁甘草石膏汤
《伤寒论》

【组成】麻黄_{去节，四两} 杏仁_{去皮尖，五十个} 甘草_{炙，二两} 石膏_{碎，绵裹，半斤}

【用法】上四味，以水七升，煮麻黄，减二升，去上沫，内诸药，煮取二升，去滓。温服一升。

【主治】本方主治外感风邪，邪热壅肺证。临床应用以身热不解，咳逆气急，甚则鼻煽，口渴，有汗，舌苔薄白或黄，脉浮而数为辨证要点。

【组方思路】方中麻黄辛温，开宣肺气以平喘，开腠解表以散邪；石膏辛甘大寒，清泄肺热以生津，辛散解肌以透邪。二药一辛温，一辛寒；一以宣肺为主，一以清肺为主，且俱能透邪于外，合用则相反之中寓有相辅之意，既消除致病之因，又调理肺的宣发功能，共用为君。石膏倍于麻黄，使本方不失为辛凉之剂。麻黄得石膏，宣肺平喘而不助热；石膏得麻黄，清解肺热而不凉遏，又是相制为用。杏仁味苦，降利肺气而平喘咳，与麻黄相配则宣降相因，与石膏相伍则清肃协同，是为臣药。炙甘草既能益气和中，又与石膏相合而生津止渴，更能调和于寒温宣降之间，为佐使药。四药合用，解表与清肺并用，以清为主；宣肺与降气结合，以宣为主。共成辛凉疏表、清肺平喘之功。

【历代名医点评】

（1）柯韵伯曰：石膏为清火之重剂，青龙、白虎皆赖以建功。然用之不当，适足以招祸，故青龙以恶寒、脉紧，用姜、桂以扶卫外之阳；白虎以汗后烦渴，用粳米以存胃脘之阳也。此但热无寒，佐以姜、桂，则脉流急疾，斑黄狂乱作矣；加以粳米则食入于阴，长气于阳，谵语、腹胀、蒸蒸发热矣。亢则害者，承乃制；重在存阴者，不必虑其亡阳也。故于麻黄汤去桂枝之辛热，取麻黄之开，杏仁之降，甘草之和，倍石膏之大寒，除内蓄之实热，斯溱溱汗出，而内外之烦热悉除矣。（清·罗美《古今名医方论》）

（2）程扶生曰：此治寒深入肺，发为喘热也。汗既出矣，而喘是寒邪未尽。若身无大热，则是热壅于肺。故以麻黄散邪，石膏除热，杏仁利肺，于青龙汤内减麻黄，去姜、桂，稳为发散除热清肺之剂也。石膏去热清肺，故肺热亦可用。（清·罗美《古今名医方论》）

（3）麻黄、杏仁之辛而入肺者，利肺气，散邪气；甘草之甘平，石膏之甘辛而寒者，益肺气，除热气；而桂枝不可更行矣。盖肺中之邪，非麻黄、杏仁不能发；而寒郁之热，非石膏不能除；甘草不特救肺气之困，抑以缓石膏之悍也。（清·尤怡《伤寒贯珠集》）

越婢汤
《金匮要略》

【组成】麻黄六两　石膏半斤　生姜三两　大枣十五枚　甘草二两

【用法】上五味，以水六升，先煮麻黄，去上沫，内诸药，煮取三升，分温三服。恶风者，加附子一枚，炮；风水加术四两。

【主治】而表证发热，脉不浮、不沉而数，寸大于关尺，热在皮肤，扪之烙手，久按反轻，必兼头痛、项强、腰痛、胫酸，或头面、身体、皮肤有红肿疼痛……冬月严寒及恶寒甚者，大青龙汤、葳蕤汤、越婢汤、阳旦汤可借用。（清·戴天章《广瘟疫论》）

本方主治风水证。临床应用以恶风，一身悉肿，脉浮不渴，续自汗出，无大热者为辨证要点。

【组方思路】方中麻黄辛温，开宣肺气以平喘，开腠解表以散邪；石膏辛甘大寒，清泄肺热以生津，辛散解肌以透邪。二药一辛温，一辛寒；一以宣肺为主，一以清肺为主，且俱能透邪于外，合用则相反之中寓有相辅之意，既消除致病之因，又调理肺的宣发功能，共用为君。麻黄利水消肿，配生姜以发泄肌表之水湿；用枣、草益气健脾，意在培土制水。水湿寒邪在内，脾主运化水湿，肺主通调水道，全方诸药合用，补脾健运，宣肺解表，予邪出路，则诸症自除。

【历代名医点评】

（1）喻昌曰：越婢汤者，示微发表于不发之方也，大率取其通调营卫。麻黄、石膏二物，一甘热，一甘寒，合而用之。脾偏于阴则和以甘热，胃偏于阳则和以甘寒。乃至风热之阳，水寒之阴，凡不和于中土者，悉得用之何也？中土不和，则水谷不化其精悍之气，以实营卫。营卫虚，则或寒、或热之气，皆得壅塞其隧道，而不通于表里。所以在表之风水用之，而在里之水兼渴，而小便自利者，咸必用之，无非欲其不害中土耳。不害中土，自足消患于方萌矣。（清·吴谦《删补名医方论》）

（2）赵良曰：五脏各一其阴阳，独脾胃居中而两属之。故土不独成四气，土亦从四维而后成，不惟火生而已。于是四方有水寒之阴，即应于脾，风热之阳，即应于胃，饮食五味之寒热，凡入于脾胃者亦然。一有相干，则脾气不和，胃气不清，而水谷不化其精微，以行营卫，以实阴阳也。甘者，土之本味，所以脾气不和，和以甘热，胃气不清，清以甘寒。麻黄之甘热，走手足太阴经，连于皮肤，行气于三阴，以祛阴寒之邪；石膏之甘寒，走手足阳明经，达于肌肉，行气于三阳，以祛风热之邪。既用其味甘以入土，用其寒热以和阴阳，用其性善走以发越脾气，更以甘草和中缓急，二药相协而成功。大枣之甘，补脾中之血；生姜之辛，益胃中之气。恶风者阳虚，故加附子以益阳。风水者，则加术以散皮肤间风水，气发谷精以宣营卫，与麻黄、石膏为使，引其入土也。越婢之名，不亦宜乎！（清·吴谦《删补名医方论》）

葳蕤汤
《备急千金要方》

【组成】葳蕤　白薇　麻黄　独活　杏仁　川芎　甘草　青木香各二两　石膏三两

【用法】上九味㕮咀，以水八升煮取三升，去滓，分三服，取汗。若一寒一热，加朴硝一分及大黄三两下之。如无木香，可用麝香一分。

【主治】风温之病，脉阴阳俱浮，汗出体重，其息必喘，其形状不仁，默默但欲眠，下之者则小便难，发其汗者必谵言；加烧针者则耳聋难言，但吐下之则遗矢便利，如此疾者，宜服葳蕤汤方。（唐·孙思邈《备急千金要方》）

本方主治风温、冬温及春月中风、伤寒之证。临床应用以发热头痛，咽干舌强，胸腹满，腰脊强为辨证要点。

【组方思路】葳蕤滋肾益肺，内化厥阴火热，外通少阳风气，佐以石膏以降逆满，独活、川芎、杏仁佐以麻黄以解郁蒸。石膏之寒化不独解表，并能散火。甘草一味专和麻黄、杏仁之性也。此方中葳蕤、白薇、青木香、石膏自是一路，为方中之主。麻黄、杏仁、川芎、独活自是一路，为方中之宾，作两路看，方得宾主历然之妙，深得风温主治之奥。（清·张璐《千金方衍义》）

【历代名医点评】葳蕤汤，治冬温及春月中风伤寒，则发热，头眩痛，咽喉干，舌强，胸内疼，心胸痞满，腰背强，亦治风温。（东晋·陈延之《小品方》）

解肌汤
《备急千金要方》

【组成】葛根四两　麻黄一两　黄芩　芍药　甘草各二两　大枣十二枚（《延年秘录》有桂心一两。）

【用法】上六味㕮咀，以水一斗煮取三升，饮一升，日三服。三四日不解，脉浮者，宜重服发汗。脉沉实者，宜以駃豉丸下之。

【主治】治伤寒温病方。（唐·孙思邈《备急千金要方》）

本方主治伤寒温病，湿热泄泻证。症见大便不畅，口苦，无汗，脉浮。

【组方思路】本方在黄芩汤的基础上，加上葛根、麻黄，以葛根退热解肌之功与麻黄发汗解表之效相兼，共奏解肌发表的功效。

【历代名医点评】黄芩汤四味，本治温病之方。《千金》增入葛根、麻黄专为风土刚劲腠理致密而设，设当以水土柔弱之方又当除去麻、葛，而进葱、豉，方得应机接物之妙。观后治疫气伤寒三日已前不解方。（清·张璐《千金方衍义》）

柴胡升麻汤
《太平惠民和剂局方》

【组成】柴胡_{去芦} 前胡_{去芦} 干葛 石膏_煅 赤芍药_{各十两} 升麻_{五两} 荆芥_{去梗，七两半} 黄芩_{去粗皮} 桑白皮_{各六两半}

【用法】上咬咀。每服三大钱，水一盏半，生姜三片，豉十余粒，同煎一盏，去滓，稍热服，不拘时。小儿更量大小加减。

【主治】本方主治时行瘟疫之证。临床应用以壮热恶风，头痛体疼，鼻塞咽干，心胸烦满，寒热往来，痰盛咳嗽，涕唾稠黏，舌红，脉弦数为辨证要点。

【组方思路】此足少阳、阳明药也。阳明而兼少阳，则表里俱不可攻，只宜和解。在经宜和。柴胡平少阳之热，升、葛散阳明之邪，三药皆能升提清阳。前胡消痰下气而解风寒，桑皮泻肺利湿而止痰嗽，荆芥疏风热而清头目，赤芍调营血而散肝邪，黄芩清火于上中二焦，石膏泻热于肺胃之部。风壅为热，故以石膏辛寒为君。加姜、豉者，取其辛散而升发也。（清·汪昂《医方集解》）

【历代名医点评】凡小儿斑疮之候，乃天行时气，热不能解，蕴积于胃，而胃主肌肉，毒气熏发于肌肉，状如蚊子所啮，乃成斑毒也。赤者十生一死，黑者十死一生。此症与斑症不同，发斑乃如锦纹，有空缺处，如云头之状；麻症乃遍身，无空缺处，但疏密之不同，分轻重耳。起初疑似之间，可服升麻汤；头痛热甚者，可服柴胡升麻汤、化斑汤、羌活散、蝉蜕饮皆可。（明·鲁伯

嗣《婴童百问》)

柴葛解肌汤
《伤寒六书》

【组成】柴胡　干葛　甘草　黄芩　羌活　白芷　芍药　桔梗

原书未著用量

【用法】水二盅，加生姜三片，大枣二枚，槌法加石膏末一钱，煎之热服。

【主治】治足阳明胃经受邪，目疼，鼻干，不眠，头疼，眼眶痛，脉来微洪，宜解肌，属阳明经病，其正阳明腑病，别有治法。(明·陶华《伤寒六书》)

本方主治感冒风寒，邪郁化热，太阳阳明合病之证。临床应用以发热重，恶寒轻，头痛，眼眶痛，鼻干，脉浮微洪为辨证要点。

【组方思路】方以葛根、柴胡为君。葛根味辛性凉，辛能外透肌热，凉能内清郁热；柴胡味辛性寒，既为"解肌要药"，且有疏畅气机之功，又可助葛根外透郁热。羌活、白芷助君药辛散发表，并止诸痛；黄芩、石膏清泄里热，四药俱为臣药。其中葛根配白芷、石膏，清透阳明之邪热；柴胡配黄芩，透解少阳之邪热；羌活发散太阳之风寒，如此配合，三阳兼治，并治阳明为主。桔梗宣畅肺气以利解表；白芍、大枣敛阴养血，防止疏散太过而伤阴；生姜发散风寒，均为佐药。甘草调和诸药而为使药。诸药相配，共成辛凉解肌、兼清里热之剂。

【历代名医点评】

（1）此足太阳、阳明药也。寒邪在经，羌活散太阳之邪（用此以代麻黄），芷、葛散阳明之邪，柴胡散少阳之邪（此邪未入少阳，而节庵加用之）；寒将为热，故以黄芩、石膏、桔梗清之（三

药并泄肺热），以芍药、甘草和之也。（清·汪昂《医方集解》）

（2）此方得之葛根、白芷，解阳明正病之邪。羌活解太阳不尽之邪。柴胡解少阳初入之邪。佐膏、芩治诸经热，而专意在清阳明。佐芍药敛诸散药而不令过汗。桔梗载诸药上行三阳。甘草和诸药，通调表里。施于病在三阳，以意增减，未有不愈者也。（清·吴谦《医宗金鉴》）

（3）治三阳合病，风邪外客，表不解而里有热者。故以柴胡解少阳之表；葛根、白芷，解阳明之表；羌活解太阳之表，如是则表邪无容足之地矣。然表邪盛者，内必郁而为热，热则必伤阴，故以石膏、黄芩，清其热；芍药、甘草护其阴；桔梗能升能降，可导可宣，使内外不留余蕴耳；用姜、枣者，亦不过借其和营卫，致津液，通表里，而邪去正安也。（清·张秉成《成方便读》）

麻黄升麻汤
《伤寒论》

【组成】麻黄_{去节，二两半} 升麻_{一两一分} 当归_{一两一分} 知母_{十八铢} 黄芩_{十八铢} 葳蕤_{一作菖蒲，十八铢} 芍药_{六铢} 天门冬_{去心，六铢} 桂枝_{去皮，六铢} 茯苓_{六铢} 甘草_{炙，六铢} 石膏_{碎，绵裹，六铢} 白术_{六铢} 干姜_{六铢}

【用法】上十四味，以水一斗，先煮麻黄一两沸，去上沫，内诸药，煮取三升，去滓，分温三服。相去如炊三斗米顷，令尽，汗出愈。

【主治】伤寒六七日，大下后，寸脉沉而迟，手足厥逆，下部脉不至，喉咽不利，唾脓血，泄利不止者，为难治。麻黄升麻汤主之。（东汉·张仲景《伤寒论》）

临床应用以手足厥逆，咽喉不利，咳吐脓血，寸脉沉迟为辨证要点。

【组方思路】李时珍言"麻黄乃发散肺经火郁之药",麻黄苦辛性温,开腠发汗,宣肺平喘,祛在表之风寒,开闭郁之肺气,故本方用以为君药。升麻辛甘微寒,清热解毒,辟温疾、瘴邪;桂枝透达营卫,解肌发表,温通经脉。麻黄、升麻、桂枝三药相配,发汗解表,发越阳气。内有疫邪郁热,耗伤阴血,以知母、黄芩、石膏清热解郁,以当归、葳蕤、天冬、芍药滋阴养血。泄利不止,中气自伤,以白术补脾、干姜守中、茯苓渗湿,以甘草调和诸药,以补下后之虚。纵观全方,药味虽多,理法有章,解表升阳,清热滋阴,建中补脾,扶正祛邪,诸症自消。

【历代名医点评】

（1）麻黄升麻汤,方中升散、寒润、收缓、渗泄诸法具备,推其所重,在阴中升阳,故以麻黄升麻名其汤。膏、芩、知母苦辛,清降上焦之津,芍药、天冬酸苦,收引下焦之液,苓、草甘淡,以生胃津液,归、术、葳蕤缓脾,以致津液。独是十味之药,虽有调和之致,不能提出阴分热邪,故以麻黄、升麻、桂枝、干姜开入阴分,与寒凉药从化其热,庶几在上之燥气除,在下之阴气坚,而厥阴错杂之邪可解。（清·王子接《绛雪园古方选注》）

（2）阴经惟以阳气为重而无下法。盖厥阴之阴阳相半,尤为不可偏胜。大凡厥阴寒邪,必至发热之后,则阳回气暖而解矣。若其发热不止,则又为热气有余。若热在下焦,必便脓血;热在上焦,则吐脓血。即有当下之时,亦无大下之理,一误下之,危变立至矣。此因误下,寒邪陷入阴中。故以麻黄为君,升麻为臣,桂枝为佐,以升发其寒邪,发越其阳气也。知母、黄芩为臣,所以杀其郁热之邪也。石膏为佐,所以清肃上焦,利咽喉而解胃热也。当归、葳蕤、天冬、芍药养血滋阴,所以治脓血也。白术补土,干姜守中,甘草和脾,茯苓淡渗,皆所以温里寒而理中焦,补下后之虚,治泄利之不止也。此条脉证虽繁,治法虽备,然终是寒邪误陷所致。故必待麻黄、升麻、桂枝之汗解,而后可愈,

故麻黄、升麻之分两居多也。（清·钱天来《伤寒溯源集》）

升麻葛根汤
《小儿药证直诀》

【组成】升麻　白芍药　甘草炙，各十两　葛根十五两

【用法】上为粗末。每服三钱，用水一盏半，煎取一中盏，去滓，稍热服，不计时候，日二三服，以病气去，身清凉为度。小儿量力服之。

【主治】治大人、小儿时气温疫，头痛发热，肢体烦疼；及疮疹已发及未发，疑贰之间，并宜服之。（宋《太平惠民和剂局方》）

本方主治麻疹初起未发，或发而不透之证。症见身热恶风，头痛身痛，喷嚏咳嗽，目赤流泪，口渴，舌红苔干，脉浮数。临床应用以疹出不畅，舌红，脉数为辨证要点。

【组方思路】麻疹由肺胃蕴热，又感时行之气而致。本证病机要点为肺胃温毒因邪气郁表，外不能宣透，内则耗伤津液。治疗当开其肌腠，疏其皮毛，助疹外透；同时当清解温毒，兼顾津液。

方中升麻甘辛而凉，主入阳明，解肌透疹，清热解毒，为君药。葛根辛凉，内清里热而生津，外开腠理以发汗，尤能解肌透疹，为臣药。此君臣相伍，解肌透疹，解毒清热，相得益彰。芍药和营泄热，为佐药。甘草解毒益气，既助升、葛解毒清热，又与芍药相合，养阴和中，使汗出疹透而不伤气阴，兼为佐使。

【历代名医点评】

（1）症同太阳，而目痛、鼻干、不眠，称阳明者，是阳明自病，而非太阳转属也。此方仿仲景葛根汤，恶姜、桂之辛热，大枣之甘壅而去之，以升麻代麻黄，便是阳明表剂，与太阳表剂迥别。葛根甘凉，生津去实，挟升麻可以托散本经自病之肌热，并可以升提与太阳合病之自利也。然阳明下利，即是胃实谵语之兆，

故以芍药之苦甘，合用以养津液，津液不干，则胃不实矣。至于疹痘，自里达表，内外皆热之症，初起亦须凉解。（清·陈念祖《时方歌括》）

（2）治阳明表热下利，兼治痘疹初发。柯琴曰：此为阳明初病，解表和里之剂，可用以散表热，亦可用以治里虚，一方而两擅其长也。……葛根禀性甘凉，可以散表实，协升麻以上升，则使清阳达上而浊阴下降。可知芍药收敛脾阴，甘草缓急和里，则下利自止；可知治里仍用表药者，以表实下利，而非里实故也。痘疹自里达表，出于少阴而发于太阳，初起则内外皆热，故亦宜于凉散耳。若无汗加麻黄，有汗加桂枝，渴热加石膏，咽痛加桔梗，头痛合芎芷散，头面肿合消毒饮，有少阳证加柴、芩，火盛加芩、连，凡邪在三阳，以此出入，无不利也。（清·吴谦《删补名医方论》）

六神通解散
《景岳全书》

【组成】麻黄一钱　甘草一钱　黄芩二钱　苍术二钱　石膏一钱半　滑石一钱半　豆豉十粒

【用法】加葱、姜煎。

【主治】表证发热，脉不浮、不沉而数，寸大于关尺，热在皮肤，扪之烙手，久按反轻，必兼头痛、项强、腰痛、胫酸，或头面、身体、皮肤有红肿疼痛。诸证不必全现，有一于此，便是表证发热，九味羌活汤、人参败毒散、六神通解散选用。（清·戴天章《广瘟疫论》）

本方主治表证发热。临床应用以头疼大热，恶寒体痛而渴，脉浮紧而有力，无汗为辨证要点。

【组方思路】该方原治春夏伤寒，以麻黄、苍术散寒解表，共为君药。配以石膏、黄芩为臣药，清太阳、阳明邪热。以滑石清热祛湿，豆豉解表除烦，共为佐药，助君臣外解表邪，内清邪热。以甘草为使，清热解毒，调和诸药。全方七药，外解表邪，内清里热，则诸症自去。

【历代名医点评】治夏月伤寒，得太阳、阳明二经症候，汗不出，头项痛，腰脊强，目疼，鼻干，不得卧。悉具表症，治宜辛凉以发其汗。故用石膏、黄芩以清其热，滑石以利其窍，麻黄、苍术以发其表，甘草泻火和药性。（明·汪机《医学原理》）

薄荷汤
《痧胀玉衡》

【组成】薄荷　香薷　连翘各一钱　厚朴　金银花　木通各七分

【用法】水煎冷服。

【主治】一治阴阳二毒，瘟疫痧胀，或狂言乱语，或胸腹肿痛，并喉痹咽肿，俱用薄荷汤待冷磨服。（清·杨璿《伤寒瘟疫条辨》）

本方主治伤暑发痧，暑湿感冒之证。临床应用以盛夏暑季，痧疹透发，呕吐恶心，泻下臭秽，腹痛时紧时缓，头痛头晕，汗出如雨，脉洪大为辨证要点。

【组方思路】方中薄荷辛凉，疏散风热，透疹行气，为君药。香薷化湿解表，连翘、金银花清热解毒，三药合用为臣，祛体内暑热湿毒。厚朴燥湿下气，木通利尿通淋，"治湿不利小便非其治也"，理气利尿，给邪以出路，为佐使。

新加香薷饮
《温病条辨》

【组成】香薷二钱　银花三钱　鲜扁豆花三钱　厚朴二钱　连翘二钱

【用法】水五杯，煮取二杯。先服一杯，得汗止后服；不汗再服；服尽不汗，再作服。

【主治】本方主治暑温夹湿，复感于寒证。症见发热恶寒，头痛无汗，兼有心烦、口渴、脘痞、胸闷、小便短赤等。临床应用以发热恶寒，头痛无汗，身形拘急，胸痞心烦，苔薄腻为辨证要点。

【组方思路】香薷辛温芳香，能由肺之经而达其络。鲜扁豆花，凡花皆散，取其芳香而散，且保肺液，以花易豆者，恶其呆滞也，夏日所生之物，多能解暑，惟扁豆花为最，如无花时，用鲜扁豆皮，若再无此，用生扁豆皮。浓朴苦温，能泄食满，浓朴皮也，虽走中焦，究竟肺主皮毛，以皮从皮，不为治上犯中。若黄连甘草，纯然里药，暑病初起，且不必用，恐引邪深入，故易以连翘、银花，取其辛凉达肺经之表，纯从外走，不必走中也。（清·吴瑭《温病条辨》）

【历代名医点评】

（1）如上条但汗不出者，宜吴氏新加香薷饮。服香薷饮后得微汗，不可再服，重伤其表。因暑热伤气，最忌表虚，虽有余证，知在何经，依法治之。（清·曹炳章《暑病证治要略》）

（2）香薷辛温香散，宜于阴暑而不宜于阳暑也。盖阴暑无汗，用香薷以发之；阳暑多汗，用之能无害乎？李时珍曰：香薷乃夏月解表之药，犹冬月之用麻黄。由是论之，其发表之功可见矣。今人不别阴阳，一概用之则误甚。（清·雷丰《时病论》）

三、扶正解表

败毒散
《太平惠民和剂局方》

【组成】柴胡去苗　前胡去苗，洗　川芎　枳壳去瓤，麸炒　羌活去

苗　独活去苗　茯苓去皮　桔梗　人参去芦　甘草各三十两

【用法】上为粗末。每服二钱，水一盏，加生姜、薄荷各少许，同煎七分，去滓，不拘时服，寒多则热服，热多则温服。

【主治】本方主治气虚，外感风寒湿表证。临床应用以憎寒壮热，头项强痛，肢体酸痛，无汗，鼻塞声重，咳嗽有痰，胸膈痞满，舌淡苔白，脉浮而按之无力为辨证要点。

【组方思路】方中羌活、独活发散风寒，除湿止痛，羌活长于祛上部风寒湿邪，独活长于祛下部风寒湿邪，合而用之，为通治一身风寒湿邪的常用组合，共为君药。川芎行气活血，并能祛风；柴胡解肌透邪，且能行气，二药既可助君药解表逐邪，又可行气活血加强宣痹止痛之力，俱为臣药。桔梗辛散，宣肺利膈；枳壳苦温，理气宽中，与桔梗相配，一升一降，是畅通气机、宽胸利膈的常用组合；前胡化痰以止咳；茯苓渗湿以消痰，皆为佐药。生姜、薄荷为引，以助解表之力；甘草调和药性，兼以益气和中，共为佐使之品。方中人参亦属佐药，用之益气以扶其正，一则助正气以鼓邪外出，并寓防邪复入之义；二则令全方散中有补，不致耗伤真元。综观全方，用羌独活、芎、柴、枳、桔、前等与参、苓、草相配，构成邪正兼顾，祛邪为主的配伍形式。扶正药得祛邪药则补不滞邪，无闭门留寇之弊；祛邪药得扶正药则解表不伤正，相辅相成。

【历代名医点评】

（1）皮肤受外感之邪，则表实而里虚。表实则发热，故用羌活、独活、柴胡、前胡、川芎以解表；里虚则痢不禁，故用人参、甘草、茯苓以补里。桔梗可以理气，枳壳可以破滞。昔人立此方非以治痢，而医者善用，则取之左右逢其源矣。仲景以葛根汤治太阳、阳明合病自痢，亦是妙处。举此一例，余可类推。（明·吴崑《医方考》）

（2）此足太阳、少阳、手太阴药也。羌活入太阳而理游风；

独活入少阴而理伏风，兼能去湿除痛；柴胡散热升清，协川芎和血平肝，以治头痛目昏；前胡、枳壳降气行痰，协桔梗、茯苓以泄肺热而除湿消肿；甘草和里而发表；人参辅正以匡邪。疏导经络，表散邪滞，故曰败毒。（清·汪昂《医方集解》）

（3）伤寒病有宜用人参入药者，其辨不可不明。盖人受外感之邪，必先发汗以驱之。其发汗时，惟元气大旺者，外邪始乘药势而出；若元气素弱之人，药虽外行，气从中馁，轻者半出不出，留连为困，重者随元气缩入，发热无休，去生远矣。所以虚弱之体，必用人参三、五、七分，入表药中，少助元气，以为驱邪之主，使邪气得药，一涌而去，全非补养虚弱之意也。（清·喻昌《寓意草》）

仓廪汤
《传信适用方》

【组成】人参　茯苓　甘草　前胡　柴胡　羌活　独活　桔梗　枳壳　川芎各等份

【用法】加陈仓米、生姜、薄荷煎。

【主治】更有春夏之交得时疫，即兼下利红白而里急后重者，名为疫痢。初起慎不可从痢治，盖痢属里证，今兼疫邪之发热、头痛为表里俱病，先用治疫之法解其表，表解而里自和，其痢多有不治自愈者。（清·戴天章《广瘟疫论》）

临床应用以下痢，呕逆不食，食入则吐，恶寒发热，无汗，肢体酸痛为辨证要点。

【组方思路】方中羌活、独活发散风寒，除湿止痛，羌活长于祛上部风寒湿邪，独活长于祛下部风寒湿邪，合而用之，为通治一身风寒湿邪的常用组合，共为君药。川芎行气活血，并能祛风；柴胡解肌透邪，且能行气，二药既可助君药解表逐邪，又可行气活血加强宣痹止痛之力，俱为臣药。桔梗辛散，宣肺利膈；枳壳苦温，理气宽中，与桔梗相配，一升一降，是畅通气机、宽胸利膈的常用组合；前胡化痰以止咳；人参补中益气；茯苓渗湿以消痰，皆为佐药。生姜、薄荷为引，以助解表之力；甘草调和药性，兼以益气和中，共为佐使之品。全方于败毒散中加陈仓米，则具健脾和胃之功，适用于脾胃素弱而外感风寒湿邪之噤口痢。

【历代名医点评】用败毒散，陈米五十粒，煎服，治禁口痢妙。一方加姜枣煎服，一方治禁口痢，昼夜无度，脉势迟者，药四钱，陈米百粒，姜三片，枣二枚，煎去滓，食前温服，名仓廪汤，经验方。陈氏曰，余弟二子年十岁病，用此药一服效。治寒热泄痢，瘴疟寒邪，气泄下痢，阴气不足，止渴及病酒头痛。（明·朱橚《普济方》）

麻黄附子细辛汤
《伤寒论》

【组成】麻黄二两，去节　细辛二两　附子一枚，炮，去皮，破八片

【用法】上三味，以水一斗，先煮麻黄，减二升，去上沫，内诸药，煮取三升，去滓，温服一升，日三服。

【主治】少阴病，始得之，反发热，脉沉者，麻黄细辛附子汤主之。（东汉·张仲景《伤寒论》）

本方主治太少两感于寒证。临床应用以发热，脉沉为辨证要点。

【组方思路】此治太少两感于寒，邪入不深，阳气虽虚但不甚，治用麻、附配细辛，助阳发汗，使表里之邪速解。

【历代名医点评】

（1）附子、细辛，为少阴温经之药，夫人知之。用麻黄者，以其发热，则邪犹连太阳，未尽入阴，犹可引之外达。不用桂枝，

而用麻黄者，盖桂枝表里通用，亦能温里，故阴经诸药皆用之。麻黄则专于发表。今欲散少阴始入之邪，非麻黄不可。况已有附子，足以温少阴之经矣。（清·徐大椿《伤寒类方》）

（2）故身虽热而脉则沉也。所以太阳病而脉反沉，便用四逆以急救其里；此少阴病而表反热，便于表剂中加附子，以预固其里。夫发热无汗，太阳之表不得不开，沉为在里，少阴之枢又不得不固。设用麻黄开腠理，细辛散浮热，而无附子以固元阳，则少阴之津液越出，太阳之微阳外亡，去生便远。惟附子与麻黄并用，则寒邪虽散，而阳不亡；此里病及表，脉沉而当发汗者，与病在表脉浮而发汗者径庭也。若表微热，则受寒亦轻，故以甘草易细辛，而微发其汗，甘以缓之，与辛以散之者，又少间矣。（清·吴谦《医宗金鉴》）

（3）此足少阴药也。太阳证发热，脉当浮，今反沉；少阴证脉沉，当无热，今发热，故曰反也。热为邪在表，当汗；脉沉属阴，又当温。故以附子温少阴之经，以麻黄散太阳之寒而发汗，以细辛肾经表药，联属其间，是汗剂之重者。（清·汪昂《医方集解》）

参苏饮
《太平惠民和剂局方》

【组成】木香半两　紫苏叶　干葛洗　半夏汤洗七次，姜汁制，炒　前胡去苗　人参　茯苓去皮，各三分　枳壳去瓤，麸炒　桔梗去芦　甘草炙　陈皮去白，各半两

【用法】上㕮咀。每服四钱，水一盏半，姜七片，枣一个，煎六分，去滓，微热服，不拘时候。（易简方）不用木香，只十味。

【主治】治感冒发热头疼，或因痰饮凝结，兼以为热，并宜服之。若因感冒发热，亦如服养胃汤法，以被盖卧，连进数服，微

汗即愈。面有余热，更宜徐徐服之，自然平治。因痰饮发热，但连日频进此药，以热退为期，不可预止。虽有前胡、干葛，但能解肌耳。既有枳壳、橘红辈，自能宽中快膈，不致伤脾，兼大治中脘痞满，呕逆恶心，开胃进食，无以逾此。毋以性凉为疑，一切发热皆能取效，不必拘其所因也。小儿、室女亦宜服之。（宋《太平惠民和剂局方》）

本方主治外感风寒，内有痰饮证。临床应用以恶寒发热，头痛鼻塞，咳嗽痰多，胸膈满闷，苔白脉浮为辨证要点。

【组方思路】风寒宜解表，故用苏、葛、前胡；劳伤宜补中，故用参、苓、甘草。橘、半除痰止呕，枳、桔利膈宽肠，木香行气破滞。使内外俱和，则邪散矣。溢饮身重注痛者，亦宜此方和解之。

【历代名医点评】风寒感冒太阳则传经，以太阳主表，故用麻、桂二方，发营卫之汗也。若感太阴则不传经，以太阴主肺，故用此汤外散皮毛，内宣肺气也。盖邪之所凑，其气必虚，故君人参以补之。皮毛者，肺之合也，肺受风寒，皮毛先病，故有头痛无汗，发热憎寒之表，以苏叶、葛根、前胡为臣以散之。肺一受邪，胸中化浊，故用枳、桔、二陈以清之，则咳嗽、涕唾稠黏、胸膈满闷之症除矣。加木香以宣诸里气，加姜、枣以调诸表气。斯则表里之气和，和则解也。以本方去人参加川芎，以前胡易柴胡，名芎苏饮。治气实有火者，头痛甚亦加之。喘嗽者，加杏仁以降气，桑皮以泻肺。合四物，名茯苓补心汤，治气血两虚，及新产之后，虚损吐血，感冒伤风咳嗽，最相宜也。（清·吴谦《医宗金鉴》）

和解剂

小柴胡汤
《伤寒论》

【组成】柴胡半斤　黄芩三两　人参三两　甘草三两,炙　半夏半升,洗　生姜三两,切　大枣十二枚,擘

【用法】上七味,以水一斗二升,煮取六升,去滓,再煎,取三升,温服一升,日三服。

【主治】伤寒五六日,中风,往来寒热,胸胁苦满,默默不欲饮食,心烦喜呕,或胸中烦而不呕,或渴,或腹中痛,或胁下痞硬,或心下悸,小便不利,或不渴,身有微热,或咳者,小柴胡汤主之。(东汉·张仲景《伤寒论》)

本方主治少阳证。临床应用以往来寒热,胸胁苦满,默默不欲饮食,心烦喜呕,口苦,咽干,苔白,脉弦为辨证要点。

【组方思路】方中柴胡苦辛,微寒,入肝胆经,透泄少阳之邪,并能疏泄气机之郁滞,使少阳半表之邪得以疏散,为君药。黄芩苦寒,清泄少阳半里之热,为臣药。柴胡之升散,得黄芩之降泄,两者配伍,是和解少阳的基本结构。胆气犯胃,胃失和降,佐以半夏、生姜和胃降逆止呕;邪从太阳传入少阳,缘于正气本虚,故又佐以人参、大枣益气健脾,一者取其扶正以祛邪,一者取其益气以御邪内传,俾正气旺盛,则邪无内向之机。炙甘草助参、枣扶正,且能调和诸药,为使药。诸药合用,以和解少阳为主,兼补胃气,使邪气得解,枢机得利,胃气调和,则诸症自除。

【历代名医点评】
(1)伤寒邪气在表者,必渍形以为汗;邪气在里者,必荡涤

以为利；其于不外不内，半表半里，既非发汗之所宜，又非吐下之所对，是当和解则可矣。小柴胡汤为和解表里之剂也。柴胡味苦平微寒，黄芩味苦寒。《内经》曰：热淫于内，以苦发之。邪在半表半里，则半成热矣，热气内传，攻之不可，则迎而夺之，必先散热，是以苦寒为主，故以柴胡为君，黄芩为臣，以成彻热发表之剂。人参味甘温，甘草味甘平。邪气传里，则里气不治，甘以缓之，是以甘物为之助，故用人参、甘草为佐，以扶正气而复之也。半夏味辛微温，邪初入里，则里气逆，辛以散之，是以辛物为之助，故以半夏为佐，以顺逆气而散邪也。里气平正，则邪气不得深入，是以三味佐柴胡以和里。生姜味辛温，大枣味甘温。《内经》曰：辛甘发散为阳。表邪未已，迤逦内传，既未作实，宜当两解，其在外者，必以辛甘之物发散，故生姜、大枣为使，辅柴胡以和表。七物相合，两解之剂当矣。（金·成无己《伤寒明理论》）

（2）邪在表则恶寒，邪在里则发热，邪在半表半里，则恶寒且热，故令寒热往来。少阳之脉行于两胁，故令胁痛；其经属于胆，胆汁上溢，故口苦。胆者，肝之腑，在五行为木，有垂枝之象，故脉弦。柴胡性辛温，辛者金之味，故用之以平木，温者春之气，故就之以入少阳；黄芩质枯而味苦，枯则能浮，苦则能降，君以柴胡，以入少阳矣；然邪之伤人，常乘其虚，用人参、甘草者，欲中气不虚，邪不得传入里耳！是以中气不虚之人，虽有柴胡证俱，而人参在可去也；邪初入里，里气逆而烦呕，故用半夏之辛以除呕逆；邪半在表，则荣卫争，故用姜、枣之辛甘以和荣卫。（明·吴崑《医方考》）

柴胡桂枝干姜汤
《伤寒论》

【组成】柴胡半斤　桂枝三两,去皮　干姜二两　栝楼根四两　黄芩

三两　牡蛎二两，熬　甘草二两，炙

【用法】上七味，以水一斗二升，煮取六升，去滓，再煮取三升，温服一升。初服微烦，复服汗而愈。

【主治】伤寒五六日，已发汗而复下之，胸胁满，微结，小便不利，渴而不呕，但头汗出，往来寒热，心烦者，此为未解也，柴胡桂枝干姜汤主之。（东汉·张仲景《伤寒论》）

本方主治胆热脾寒证。临床应用以伤寒四五日，身热恶风，颈项痛，胸胁满微结，渴而不呕，但头汗出，往来寒热，以及疟疾等为辨证要点。

【组方思路】本方主治胆热脾寒证，热在少阳而寒在太阴。热在少阳则枢机不利而疏泄失常，症见身热，胸胁满，往来寒热；经发汗及泻下，中阳受损，津液受损，寒在太阴，津液亏虚又兼水道不通，故见小便不利，渴而不呕。方用柴胡、黄芩运转少阳枢机；栝楼根（天花粉）、牡蛎为栝楼牡蛎散，生津止渴，牡蛎又能散胸胁之结；桂枝、干姜温通阳气，阳气回则水道利；甘草调中补虚，诸药共奏运转枢机、温通太阴、通利水道之功。

【历代名医点评】

（1）揭出三阳经药以名汤者，病在太阳，稍涉厥阴，非但少阳不得转枢外出，而阳明亦窒而不降。故以桂枝行太阳未罢之邪，重用柴胡、黄芩转少阳之枢，佐以干姜、甘草开阳明之结，使以花粉，佐牡蛎深入少阴，引液上升，救三阳之热。不必治厥阴，而三阳结邪，一一皆从本经而解矣。（清·王子接《绛雪园古方选注》）

（2）小柴胡汤去半夏、人参、姜、枣，加桂枝、干姜、花粉、牡蛎，名"柴胡桂枝干姜汤"。（仲景）治伤寒汗下后，胸胁满，微结，小便不利，渴而不呕，但头汗出，往来寒热，心烦者。（头汗，寒热而兼满渴，表里皆有邪，故除人参、半夏，而加桂枝以解太阳，干姜以散满，花粉以生津，牡蛎以软坚。以此和解，复

津液而助阳。）（清·汪昂《医方集解》）

清脾饮
《济生方》

【组成】青皮　柴胡　厚朴　黄芩　半夏　甘草　茯苓　白术　草果各等份，每服四钱

【用法】加生姜煎。

【主治】治瘅疟，脉来弦数，但热不寒，或热多寒少，口苦咽热，小便赤涩。（宋·杨士瀛《仁斋直指方论》）

本方主治温疟。临床应用以热多寒少，口苦咽干，小便赤涩，脉来弦数为辨证要点。

【组方思路】方中柴胡透解少阳邪热，青皮疏肝破气消积，两药共为君药，疏利少阳气机。厚朴芳香化浊，理气祛湿；草果辛香化浊，辟秽止呕，宣透伏邪；半夏和胃降逆，消痞散结，共为臣药。黄芩苦寒，清热燥湿；白术、茯苓健脾祛湿，共为佐药。配以甘草生用为使者，既能清热解毒，又可调和诸药。全方合用，疏肝理气，辟秽化浊，化痰祛湿，使邪气溃散，速离膜原。

【历代名医点评】

（1）疟为少阳病兼太阳表者，麻桂各半汤汗之；兼阳明里者，大柴胡汤下之；若不兼表里，或已汗、下而仍作者，当从少阳和解法也。是方以小柴胡、四君二汤合剂，清少阳而顾及于脾，故名曰清脾也。减人参者，以气不虚也，加草果、厚朴气味俱厚之品，取以输胃之积。加青皮，佐茯苓、半夏，用以破痰之原。先哲云：无痰不成疟，无积不成疟，此汤是也。若夫气虚者仍加人参，气实者更加槟榔，热多者加石膏，汗多者加桂枝，自当临病斟酌也。（清·吴谦《删补名医方论》）

（2）痎疟一证，《内经》论之甚详，从无一语及脏，可见疟邪

断无入脏之理。《巢氏病源》妄为分配，识者讥之。清脾饮，变小柴胡之制而用黄芩，盖欲其清营分之热邪，使之仍从卫出耳。并非病在脾经清脾以治疟也。（清·费伯雄《医方论》）

达原饮
《温疫论》

【组成】槟榔二钱　厚朴一钱　草果仁五分　知母一钱　芍药一钱　黄芩一钱　甘草五分

【用法】上用水二盅，煎八分，午后温服。

【主治】温疫初起，先憎寒而后发热，日后但热而无憎寒也。初得之二三日，其脉不浮不沉而数，昼夜发热，日晡益甚，头疼身痛。其时邪在伏脊之前，肠胃之后，虽有头疼身痛，此邪热浮越于经，不可认为伤寒表证，辄用麻黄、桂枝之类强发其汗。此邪不在经，汗之徒伤表气。热亦不减。又不可下，此邪不在里，下之徒伤胃气，其渴愈甚。宜达原饮。（明·吴有性《温疫论》）

本方主治瘟疫或疟疾邪伏膜原证。临床应用以寒热往来，寒甚热微，身痛有汗，手足沉重，呕逆胀满，舌苔白厚腻浊如积粉，脉缓为辨证要点。

【组方思路】槟榔能消能磨，除伏邪，为疏利之药，又除岭南瘴气；厚朴破戾气所结；草果辛烈气雄，除伏邪盘踞，三味协力，直达其巢穴，使邪气溃败，速离膜原，是以为达原也。热伤津液，加知母以滋阴；热伤营气，加白芍以和血；黄芩清燥热之余；甘草为和中之用。以后四品，乃调和之剂，如渴与饮，非拔病之药也。（明·吴有性《温疫论》）

【历代名医点评】

（1）若舌白如粉而滑，四边色紫绛者，温疫病初入募原，未归胃腑，急急透解，莫待传入而为险恶之症。且见此舌者，病必

见凶，须要小心。（清·叶桂《温热论》）

（2）湿热证，寒热如疟，湿热阻遏膜原，宜柴胡、厚朴、槟榔、草果、藿香、苍术、半夏、干菖蒲、六一散等味。（清·薛雪《湿热病篇》）

（3）宣透膜原法：治湿疟寒甚热微，身痛有汗，肢重脘懑。厚朴一钱（姜制）、槟榔一钱五分、草果仁八分（煨）、黄芩一钱（酒炒）、粉甘草五分、藿香叶一钱、半夏一钱半（姜制），加生姜三片为引。（清·雷丰《时病论》）

（4）瘟疫发在热时，且兼湿热者多，而兼寒湿者少，术附汤不可用。服茯苓白术等汤不应，则用除湿达原饮，分治瘟与湿，诚一举而两得也。除湿达原饮（自定新方）：槟榔二钱、草果仁五分（研）、浓朴一钱（姜汁炒）、白芍一钱、甘草一钱、栀子五分（研）、黄柏五分（酒炒）、茯苓三钱。（清·刘松峰《松峰说疫》）

柴胡清燥汤
《温疫论》

【组成】 柴胡　黄芩　陈皮　甘草　花粉　知母

【用法】 加生姜、大枣，水煎服。

【主治】 下后，或数下，膜原尚有余邪，未尽传胃，邪与胃气并，热不能顿除。（明·吴有性《温疫论》）

本方主治余邪未尽，津液已伤之证。临床应用以口燥舌干而渴为辨证要点。

【组方思路】 方中柴胡、黄芩解表清里，透达膜原；花粉、知母清其余热，生津养胃；佐以陈皮理气和中；甘草和药。诸药合用，透达膜原，解热生津。

【历代名医点评】 下后热不除，柴胡清燥汤：柴胡、黄芩、花

粉、知母、陈皮、甘草、姜、枣。(清·刘清臣《医学集成》)

柴平汤
《医方考》

【组成】柴胡　人参　半夏　陈皮　黄芩　甘草　厚朴　苍术　生姜　大枣

【用法】水煎服。

【主治】疟发时，一身尽痛，手足沉重，寒多热少，脉濡者，名曰湿疟，此方主之。(明·吴崑《医方考》)

本方主治湿疟。临床应用以四肢疼痛倦怠，寒热往来，寒多热少，脉濡为辨证要点。

【组方思路】方中以柴胡、黄芩和解少阳，运转枢机；陈皮、半夏、厚朴、苍术理气化湿祛浊；人参、甘草补益中气；姜、枣调和营卫，兼调和诸药，共奏和解表里、健脾化湿之功。

【历代名医点评】

（1）柴平汤（和二三三）微凉　凡温疟身痛，手足沉重，寒热者宜此。(明·张介宾《景岳全书》)

（2）有食积、湿痰者宜之。(清·何梦瑶《医碥》)

表里双解剂

大柴胡汤
《金匮要略》

【组成】柴胡半斤　大黄二两　枳实四枚，炙　黄芩三两　半夏半升，洗　芍药三两　大枣十二枚　生姜五两

【用法】上八味，以水一升二斗，煮取六升，去滓，再煎温服一升，日三服。

【主治】邪深入里，失于攻下，而热深厥深，反欲拥被向火，恶寒而不发热，或热亦微，甚则四肢反厥，此虽恶寒，实非寒也，乃阳气为邪所郁而不通，以通郁为主，达原饮、大柴胡汤、三承气汤选用，使里气通而郁阳发，反大热而烦渴也。（清·戴天章《广瘟疫论》）

本方在《金匮要略》原书中主治少阳与阳明合病之实证，后世医家将其扩展用于阳气郁遏之发热。临床应用以往来寒热，胸胁苦满，心下满痛，呕吐，便秘，苔黄，脉弦数有力为辨证要点。

【组方思路】方中重用柴胡解表退热，为君药，配臣药黄芩清热解毒，以除少阳之邪；轻用大黄泻下攻积，配枳实破气消积，以内泻阳明热结，行气消痞，同为臣药。芍药柔肝缓急止痛，与大黄、枳实配伍，可治腹中实痛，理气和血，以除心下满痛；生姜辛温，配半夏和胃降逆，以治呕逆不止；配大枣和营卫而行津液，调和脾胃，功兼佐使。本方和解少阳，内泻热结，使少阳与阳明合病得以双解，可谓一举两得。

【历代名医点评】柴胡证在，又复有里，故立少阳两解法

也。以小柴胡汤加枳实、芍药者，仍解其外以和其内也。去参、草者，以里不虚。少加大黄，以泻结热。倍生姜者，因呕不止也。斯方也，柴胡得生姜之倍，解半表之功捷；枳、芍得大黄之少，攻半里之效徐，虽云下之，亦下中之和剂也。(清·吴谦《医宗金鉴》)

大柴胡葳蕤知母汤
《备急千金要方》

【组成】柴胡半斤 黄芩 芍药各三两 半夏半升 生姜五两 大黄 甘草各一两 人参三两 葳蕤 知母各二两(《集验》用枳实四枚，不用芍药。)

【用法】上十味㕮咀，以水一斗煮取三升，去滓，服一升，日三，取下为效。

【主治】伤寒七八日不解，默默心烦，腹中有干粪，谵语，大柴胡加葳蕤知母汤方。(唐·孙思邈《备急千金要方》)

本方主治少阳病兼有阳明里实及津伤之证。临床应用以默默心烦，大便不通，谵语为辨证要点。

【组方思路】少阳为枢，乃阴阳之交界。表里骎骎内犯舍，除小柴胡别无主治。小柴胡中非借人参壮其胃气，不能把守其枢。若心下急，郁郁微烦，则邪已内入，虽用人参徒资助虚，故于小柴胡中除去人参、甘草，加枳实以导滞，大黄以泄满，芍药以收阴，共振荡涤之威，此兼大小柴胡于中，但去大枣，更加葳蕤、知母二味，不但滋化风热，并佐枳实、大黄下行之力也。按此虽名大柴胡，仍不去人参、甘草，以病人津气本燥，故加葳蕤、知母，则人参、甘草又为必需。金见时师用小柴胡未有一人不去人参者，何怪病邪传阴入府变证多端也。(清·张璐《千金方衍义》)

葛根黄芩黄连汤
《伤寒论》

【组成】葛根半斤　甘草二两，炙　黄芩三两　黄连三两

【用法】上四味，以水八升，先煮葛根，减二升，内诸药，煮取二升，去滓，分温再服。

【主治】鼻孔扇张有三。一痰壅于肺，气出入有声，喘咳、胸满、不渴，宜瓜蒌、贝母、桑皮、苏子泻肺，肺气通自愈。一郁热于肺，气出入多热，有微表束其郁热，古人独主越婢汤，盖散其外束，清其内郁也，用于时疫中，以葛根易麻黄，或葛根黄芩黄连汤亦可。(清·戴天章《广瘟疫论》)

本方主治表证未解，邪热入里之证。临床应用以热下利，胸脘烦热，口干作渴，喘而汗出，舌红苔黄，脉数或促为辨证要点。

【组方思路】方中重用葛根为君，甘辛而凉，入脾胃经，既能解表退热，又能升发脾胃清阳之气而治下利。以苦寒之黄连、黄芩为臣，清热燥湿，厚肠止利。甘草甘缓和中，调和诸药，为本方佐使。四药合用，外疏内清，表里同治，使表解里和，热利自愈。

【历代名医点评】

(1)邪陷于里者十之七，而留于表者十之三，其病为表里并受之病，故其治亦宜表里两解之法。……葛根解肌于表，芩、连清热于里，甘草则合表里而并和之耳。盖风邪初中，病为在表，一入于里，则变为热矣。故治表者，必以葛根之辛凉；治里者，必以芩、连之苦寒也。(清·尤在泾《伤寒贯珠集》)

(2)柯琴曰：外热不除，是表不解，下利不止，是里不解，病因则同。一以微弱之脉而心下痞硬，是脉不足而证有余；一以脉促而喘，反汗自出，是脉有余而证不足，表里虚实，当从脉而辨证矣。弱脉见于数下后，则痞硬为虚。故用理中之辛甘温补，止利消痞硬，又加桂枝以解表。先煮四味后内桂枝，和中之力饶

而解肌之气锐，是于两解中寓权宜法也。桂枝证脉本缓，误下后而反促，阳气重，可知邪束于表，阳扰于内。故喘而汗出，利遂不止者，是暴注下迫，属于热也。故君气清质轻之葛根，以解肌而止利；佐苦寒清肃之芩连，以止汗而除喘；又加甘草以和中。先煮葛根后内诸药，解肌之力缓，而清中之气锐，又与补中逐邪者殊法矣。又曰：上条脉证是阳虚，虽协热于外，而里则虚寒；下条脉证是阳盛，虽下利不止，而表里俱实。同一协热利，同是表里不解，而寒热虚实攻补不同。前方理中加桂枝，而冠桂枝于人参之上；后方泻心加葛根，而冠葛根于芩连之首。不名理中泻心者，总为表未解故耳。补中亦能解表，凉中亦能散表，补中亦能散痞，凉中亦能止利。仲景制两解方，神化如此。（清·吴谦《删补名医方论》）

七物黄连汤
《备急千金要方》

【组成】黄连　茯苓　黄芩各十八铢　芍药　葛根各一两　甘草一两六铢　小麦三合

【用法】上七味㕮咀，以水七升，煮取三升，冷分三服。不能一升者，可稍稍服之，汤势安乃卧。药主毒气，服汤之后，胸中热及咽喉痛皆瘥。其明日复煮一剂，如法服之。服此汤无毒，但除热下气，安病人。小儿服者，取三分之一，以水四升，煮得二升，稍稍服。

【主治】治夏月伤寒，四肢烦疼，发热，其人喜烦，呕逆支满，剧如祸祟，寒热相搏，故令喜烦，七物黄连汤方。（唐·孙思邈《备急千金要方》）

本方主治夏月伤寒。临床应用以烦躁不安，呕逆，胸胁胀满为辨证要点。

【组方思路】葛根黄芩黄连汤本治太阳证，误下脉促，胸满喘汗，引邪入犯阳明经证，并治阳脉浮滑，阴脉濡弱，更遇于风变为风温之病，最为合宜。此治夏月伏气发温热剧昏乱之证，故加茯苓以守脏气，芍药以护营血，小麦以通肝气，麦为肝家之谷也。（清·张璐《千金方衍义》）

【历代名医点评】嗞煎不安是烦，嗞唲不定是躁。嗞煎者，心经有热，精神恍惚，内烦不安，心烦则满，自然生惊。嗞唲者，心经有风邪，精神恍惚，心躁生风，热多不安，烦久而惊，风多不定，躁久而搐。治法凉心经，退热，通利小便为佳。热甚者，黄连解毒汤；轻者，导赤散、玉露散；风热者，至宝丹、琥珀散、解毒丸皆可服；有伤寒症者，小柴胡汤、白虎汤、大柴胡汤去大黄加干葛治之；有惊热者，金箔镇心丸、七物黄连汤尤妙。（明·鲁伯嗣《婴童百问》）

三匕汤
《备急千金要方》

【组成】茯苓如鸡子大　黄芩　人参各三两　栝楼根四两　芒硝　干地黄各一升　大黄　麻黄　寒水石各半斤

【用法】上九味捣筛令相得，以散三方寸匕，水一升煮令三沸，绞去滓，服之，日三，温覆，汗出即愈。病剧，与六七匕。

【主治】治伤寒中风，得之三日至七八日不解，胸胁痛，四肢逆，干呕，水浆不下，腹中宿食不消，重下血，一日数十行方。（唐·孙思邈《备急千金要方》）

本方主治表邪未解，阳明里结，兼有津伤之证。临床应用以胸胁痛，四肢逆，干呕，水浆不下，宿食不消为辨证要点。

【组方思路】方中麻黄、大黄、地黄分治外内实结，血热妄行。茯苓、人参、栝楼根助胃通津，以行三药之势。黄芩佐麻黄

分解表热。芒硝佐大黄疏涤里实。寒水石佐地黄滋降血滞，取其咸润走血也。（清·张璐《千金方衍义》）

【历代名医点评】此治风寒杂合伤外，饮食壅滞伤内，七八日胸胁痛，四肢逆，乃中气内结不能傍达四末之候。干呕水浆不下，宿食不消，种种皆里实蕴热而迫血妄行，不可以其四肢逆、干呕疑似夹阴而致扼腕也。（清·张璐《千金方衍义》）

三化汤
《素问病机气宜保命集·中风论第十》

【组成】厚朴　枳实　大黄　羌活各等份

【用法】上锉如麻豆大，每服三两，水三升，煎至一升半，终日服之，以微利为度，无时。

【主治】中风，外有六经之形证，先以加减续命汤，随证治之，内有便溺之阻隔，复以此导之。（金·刘完素《素问病机气宜保命集》）

本方主治中风，里实兼风之证。临床应用以二便不通，九窍闭阻为辨证要点。

【组方思路】用承气治二便，加羌活治风，中风体实者可偶用。然涉虚者多，不可轻投。（清·汪昂《汤头歌诀》）

【历代名医点评】

（1）小承气汤枳朴黄，结胸谵语煎之尝，三化汤只加羌活，中风窍闭效非常。三化汤即本方加羌活等分，水煎服。利中风九窍俱闭，唇缓舌强。（《伤寒入门》）

（2）小承羌，谓小承气汤厚朴、枳实、大黄，加羌活，即三化汤也。若其人形气俱虚，则当以搜风顺气丸缓缓治之，自然康也。久病风之人，大便多结燥，谓之风燥。或用续命汤汗过，三化汤下过，津液枯干，以致结燥。凡病不论中经络脏腑，但有二

便阻隔，形气不足，难堪攻下者，均宜此法，以搜六腑之风，通肠胃中之气，二便自利矣。（清·吴谦《医宗金鉴》）

（3）脾胃太过，则令人四肢不举。又曰：土太过则敦阜。阜，高也；敦，厚也。既厚而又高，则令除去。此真膏粱之疾，非肝肾经虚之候也。何以明之？经云：三阴三阳发病，为偏枯痿易。王注云：三阴不足，则发偏枯；三阳有余，则为痿易。易谓变易常用，而痿弱无力也。其治宜三化汤，泻令气弱阳衰土平而愈。若脾虚，则四肢亦不用也。经云：土不及，则卑监。卑者，下也；监者，陷也，坑也。四肢皆禀气于胃，而不得至经，必因于脾，乃得禀也。今脾不能为胃行其津液，四肢不得禀水谷气，日以益衰，脉道不利，筋骨肌肉皆无气以生，故不用焉。其治则宜十全散，加减四物，去邪留正也。（清·尤怡《金匮翼》）

防风通圣散
《黄帝素问宣明论方》

【组成】防风　川芎　当归　芍药　大黄　薄荷叶　麻黄　连翘　芒硝各半两　石膏　黄芩　桔梗各一两　滑石三两　甘草二两　荆芥　白术　栀子各一分

【用法】上为末，每服三钱，水一大盏，生姜三片，煎至六分，温服。

【主治】疏风退热，泻火通便，解酒，解利诸邪所伤，宣通气血，上下分消，表里交治。（金·刘完素《黄帝素问宣明论方》）

本方主治风热壅盛，表里俱实证。临床应用以憎寒壮热无汗，口苦咽干，二便秘涩，舌苔黄腻，脉数为辨证要点。

【组方思路】方中防风、荆芥、薄荷、麻黄疏风走表，使表邪从汗而解；大黄、芒硝泄热通便，荡涤积滞，使实热从下而去；石膏为清泻肺胃之要药，连翘、黄芩为清热解毒泻火之药，桔梗可除肺部风热，清利头目，四药同用，以清解肺胃之热；栀子、滑石清热利湿，与大黄、芒硝配伍，使里热从二便分消；火热之邪，灼血耗气，汗下并用，亦易于伤正，故用当归、川芎、芍药养血和血，白术健脾燥湿，甘草益气和中缓急，并能调和诸药。

【历代名医点评】

（1）防风、麻黄解表药也，风热之在皮肤者，得之由汗而泄；荆芥、薄荷清上药也，风热之在巅顶者，得之由鼻而泄；大黄、芒硝通利药也，风热之在肠胃者，得之由后而泄；滑石、栀子水道药也，风热之在决渎者，得之由溺而泄。风淫于膈，肺胃受邪，石膏、桔梗清肺胃也，而连翘、黄芩又所以祛诸经之游火；风之为患，肝木主之，川芎、归、芍和肝血也，而甘草、白术又所以和胃气而健脾。诸痛疡疮痒，皆属心火，故表有疥疮，必里有实热。是方也，用防风、麻黄泄热于皮毛；用石膏、黄芩、连翘、桔梗泄热于肺胃；用荆芥、薄荷、川芎泄热于七窍；用大黄、芒硝、滑石、栀子泄热于二阴；所以各道分消其势也。乃当归、白芍者，用之于和血；而白术、甘草者，用之以调中尔。（明·吴崑《医方考》）

（2）全方除硝、黄名双解散，解表有防风、麻黄、薄荷、荆芥、川芎，解里有石膏、滑石、黄芩、栀子、连翘，复有当归、芍药以和血，桔梗、白术、甘草以调气，营卫皆和，表里俱畅，故曰双解。本方名曰通圣，极言其用之妙耳。（清·吴谦《医宗金鉴》）

（3）此足太阳、阳明表里、血气药也。防风、荆芥、薄荷、麻黄，轻浮升散，解表散寒，使风热从汗出而散之于上；大黄、芒硝破结通幽，栀子、滑石降火利水，使风热从便出而泄之于下。风淫于内，肺胃受邪，桔梗、石膏清肺泻胃；风之为患，肝木受之，川芎、归、芍和血补肝。黄芩清中上之火，连翘散气聚血凝，甘草缓峻而和中，（重用甘草、滑石，亦犹六一利水泻火之意。）白术健脾而燥湿。上下分消，表里交治，而能散泻之中，犹寓温

养之意。所以汗不伤表，下不伤里也。（清·汪昂《医方集解》）

三消饮
《温疫论》

【**组成**】槟榔　草果　厚朴　芍药　甘草　知母　黄芩　大黄　葛根　羌活　柴胡

【**用法**】加生姜、大枣，水煎服。

【**主治**】温疫舌上白苔者，邪在膜原也。舌根渐黄至中央，乃邪渐入胃。设有三阳现证，用达原饮三阳加法。因有里证，复加大黄，名三消饮。三消者，消内、消外、消不内外也。此治疫之全剂，以毒邪表里分传，膜原尚有余结者宜之。（明·吴有性《温疫论》）

本方主治温疫毒邪表里分传，三阳证与里证同见者。临床应用以舌根先黄，渐至中央，发热不退为辨证要点。

【**组方思路**】达原饮使邪气溃败，速离膜原，消不内外；羌活消太阳经浮越之邪，葛根消阳明经浮越之邪，柴胡消少阳经浮越之邪，三者为消外；大黄消入里之邪，为消内。

【**历代名医点评**】

（1）凡初起憎寒发热而烦躁者，邪在半表半里，三消饮、九味羌活汤、六神通解散选用。（清·戴天章《广瘟疫论》）

（2）若服达原饮后，或病失治，而三阳证悉具，里证亦具，又舌根先白胎，至此时根黄至中央，此表里分传也。其证：外则身热头痛，身疼，腰背项痛，眉棱痛，口苦耳聋，鼻干；内则胸膈心腹满闷，下部热结。此瘟病常事也，断不可强求其汗，宜用承气汤先通其里，里邪去则气通，乘势尽发于肌表矣。若表里证悉去而热仍不退，此膜原之邪未尽也。宜三消饮：槟榔、草果、浓朴、白芍、甘草、知母、黄芩、大黄、干葛、羌活、柴胡、姜、枣煎服，调之可愈。服药既愈，三两日复发者，仍用三消饮复下复汗，如前而愈，此亦常事也。至有三发者，亦少有。若表邪多里证少，当治表兼治里，三消饮，大黄少用。若里证多表证少，但治里，或吐或下，表证自愈。（清·何梦瑶《医碥》）

增损双解散
《伤寒瘟疫条辨》

【组成】白僵蚕酒炒，三钱　全蝉蜕十二枚　广姜黄七分　防风一钱　薄荷叶一钱　荆芥穗一钱　当归一钱　白芍一钱　黄连一钱　连翘去心，一钱　栀子一钱　黄芩二钱　桔梗二钱　石膏六钱　滑石三钱　甘草一钱　大黄酒浸，二钱　芒硝二钱

【用法】水煎去滓。冲芒硝，入蜜三匙，黄酒半酒杯，和匀冷服。

【主治】温毒流注，无所不至，上干则头痛目眩耳聋，下流则腰痛足肿，注于皮肤则斑疹疮疡，雍于胃肠则毒利脓血，伤于阳明则腮睑肿痛，结于太阴则腹痛满呕吐，结于少阴则喉痹咽痛，结于厥阴则舌卷囊缩。（清·杨璿《伤寒瘟疫条辨》）

本方主治温毒流注，表里俱实之证。临床应用以发热恶寒，头痛身痛，心烦口渴，小便短赤，舌红，苔黄，脉数为辨证要点。

【组方思路】方以荆芥穗、防风、薄荷叶、蝉蜕等透邪外出，黄连、黄芩、连翘、栀子、姜黄、桔梗等清热解毒，僵蚕、白芍、当归养血舒筋，预防痉厥之变。石膏清胃热，滑石清下焦热，调胃承气汤以攻下泄热，使疫毒内外分解，前后分消。

【历代名医点评】专治温毒流注，无所不至，上干则头痛目眩耳聋，下流则腰痛足肿，注于皮肤则疹疮疡，雍于肠胃则毒利脓血，伤于阳明则腮睑肿痛，结于太阴则腹满呕吐，结于少阴则喉痹咽痛，结于厥阴则舌卷囊缩等症，投无不效。（清·何廉臣《重订广温热论》）

清热剂

栀子豉汤
《伤寒论》

【组成】栀子擘，十四个　　香豉绵裹，四合

【用法】上二味，以水四升，先煮栀子，得二升半，内豉，煮取一升半，去滓，分为二服，温进一服，得吐者，止后服。

【主治】阳明病，下之，其外有热，手足温，不结胸，心中懊侬，饥不能食，但头汗出者，栀子豉汤主之。（东汉·张仲景《伤寒论》）

本方主治热郁胸膈证。临床应用以心烦不安，懊侬不寐，胸中窒塞而烦闷为辨证要点。

【组方思路】栀子苦寒，清透郁热，解郁除烦；香豉气味轻薄，既能解表宣热，载栀子于上，又能和降胃气于中。二药相伍，清中有宣，宣中有降，为清宣胸中郁热，治虚烦懊侬之良方。

【历代名医点评】

（1）栀子豉汤吐胸中虚烦者也。栀子味苦寒，《内经》曰：酸苦涌泄为阴。涌者，吐之也，涌吐虚烦，必以苦为主，是以栀子为君。烦为热胜也，涌热者，必以苦；胜热者，必以寒，香豉味苦寒，助栀子以吐虚烦，是以香豉为臣。《内经》曰：气有高下，病有远近，证有中外，治有轻重，适其所为治，依而行之，所谓良矣。（金·成无己《伤寒明理论》）

（2）栀子苦能泄热，寒能胜热，其形象心，又赤色通心，故主治心中上下一切证；豆形象肾，又黑色入肾，制而为豉，轻浮上行，能使心腹之浊邪上出于口，一吐而心腹得舒，表里之烦热

悉除矣。(清·柯琴《伤寒来苏集》)

（3）栀子豉汤为轻剂，以吐上焦虚热者也。第栀子本非吐药，以此二者生熟互用，涌泄同行，而激之吐也。盖栀子生则气浮，其性涌，香豉蒸窨熟腐，其性泄，涌者宣也，泄者降也。既欲其宣，又欲其降，两者气争于阳分，自必从宣而越于上矣。(清·王子接《绛雪园古方选注》)

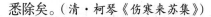

白虎汤
《伤寒论》

【组成】石膏一斤，碎　知母六两　甘草二两，炙　粳米六合

【用法】上四味，以水一斗，煮米熟汤成，去滓，温服一升，日三服。

【主治】伤寒，脉浮滑，此表有热，里有寒，白虎汤主之。(东汉·张仲景《伤寒论》)

本方主治阳明气分热盛证。临床应用以身大热，汗大出，口大渴，脉洪大为辨证要点。

【组方思路】方中君药生石膏，辛甘大寒，入肺胃二经，功善清解，透热出表，以除阳明气分之热。臣药知母，苦寒质润，一以助石膏清肺胃之热，一以滋阴润燥救已伤之阴津。石膏与知母相须为用，可增强清热生津之功。佐以粳米、炙甘草益胃生津，亦可防止大寒伤中之弊。炙甘草兼以调和诸药为使。四药相配，共奏清热生津、止渴除烦之功，使其热清津复，诸症自解。

【历代名医点评】

（1）白虎，西方金神也，应秋而归肺。热甚于内者，以寒下之；热甚于外者，以凉解之；其有中外俱热，内不得泄，外不得发者，非此汤则不能解之也。夏热秋凉，暑暍之气，得秋而止，秋之令曰处暑，是汤以白虎名之，谓能止热也。知母味苦寒，《内经》曰：热淫所胜，佐以苦甘；又曰：热淫于内，以苦发之。欲彻表热，必以苦为主，故以知母为君；石膏味甘微寒，热则伤气，寒以胜之，甘以缓之，热胜其气，必以甘寒为助，是以石膏甘寒为臣；甘草味甘平，粳米味甘平，脾欲缓，急食甘以缓之，热气内蕴，消燥津液，则脾气燥，必以甘一之物缓其中，故以甘草、粳米为之使。是太阳中暍，得此汤则顿除之，即热见白虎而尽矣。立秋后不可服，以秋则阴气半矣，白虎为大寒剂，秋王之时，若不能食，服之而为哕逆不能食，成虚羸者多矣。（金·成无己《伤寒明理论》）

（2）石膏大寒，用之以清胃；知母味厚，用之以生津；大寒之性行，恐伤胃气，故用甘草、粳米以养胃。是方也，惟伤寒内有实热者，可用之。若血虚身热，证象白虎，误服白虎者，死无救，又东垣之所以垂戒矣。（明·吴崑《医方考》）

（3）阳明邪从热化，故不恶寒而恶热；热蒸外越，故热汗自出；热烁胃中，故渴欲饮水；邪盛而实，故脉滑，然犹在经，故兼浮也。盖阳明属胃，外主肌肉，虽有热而未成实，终非苦寒之味所能治也。石膏辛寒，辛能解肌热，寒能胜胃火，寒性沉降，辛能走外，两擅内外之能，故以为君。知母苦润，苦以泻火，润以滋燥，故以为臣。用甘草、粳米调和于中宫，且能土中泻火，作甘稼穑，寒剂得之缓其寒，苦药得之平其苦，使沉降之性，皆得留连于胃也，得二味为佐，庶大寒之品无伤损脾胃之虑也。煮汤入胃，输脾归肺，水精四布，大烦大渴可除矣。（清·吴谦《删补名医方论》）

竹叶石膏汤
《伤寒论》

【组成】竹叶二把　石膏一斤　半夏半升，洗　麦门冬一升，去心　人

参二两　甘草二两，炙　粳米半升

【用法】以水一斗，煮取六升，去滓，内粳米，煮米熟，汤成去米，温服一升，日三服。

【主治】伤寒解后，虚羸少气，气逆欲吐，竹叶石膏汤主之。（东汉·张仲景《伤寒论》）

本方主治伤寒热病后期，余热未清，气津两伤。临床应用以身热多汗，气逆欲呕，烦渴喜饮，舌红少津，脉虚数为辨证要点。

【组方思路】方中竹叶配石膏清透气分余热，除烦止渴为君。人参配麦冬补气养阴生津为臣。半夏降逆和胃以止呕逆为佐。甘草、粳米和脾养胃以为使。全方清热与益气养阴并用，祛邪扶正兼顾，清而不寒，补而不滞，为本方的配伍特点。本方实为一首清补两顾之剂，使热清烦除、气津得复，诸症自愈，正如《医宗金鉴》所言："以大寒之剂，易为清补之方。"

【历代名医点评】

（1）伤寒差后，虚羸少气，气逆欲吐者，此方主之。伤寒由汗、吐、下而瘥，必虚羸少气，虚则气逆而浮，故逆而欲吐。竹叶、石膏、门冬之寒，所以清热；人参、甘草之甘，所以补不足；半夏之辛，所以散逆气；用粳米者，恐石膏过寒损胃，用之以和中气也。（明·吴崑《医方考》）

（2）此手太阴、足阳明药也。竹叶、石膏辛寒以散余热；人参、甘草、麦冬、粳米之甘平以益肺安胃，补虚生津；半夏之辛温以豁痰止呕，故去热而不损其真，导逆而能益其气也。（清·汪昂《医方集解》）

（3）是方也，即白虎汤去知母加人参、麦冬、半夏、竹叶也，以大寒之剂易为清补之方，此仲景白虎变方也。经曰：形不足者，温之以气；精不足者，补之以味。故用人参、粳米，补形气也。佐竹叶、石膏，清胃热也。加麦冬生津，半夏降逆，更逐痰饮，甘草补中，且以调和诸药也。（清·吴谦《医宗金鉴·订正伤寒论注》）

黄芩汤
《伤寒论》

【组成】黄芩三两　芍药二两　甘草二两，炙　大枣十二枚

【用法】上四味，以水一斗，煮取三升，去滓；温服一升，日再，夜一服。

【主治】太阳与少阳合病，自下利者，与黄芩汤；若呕者，黄芩加半夏生姜汤主之。（东汉·张仲景《伤寒论》）

表证发热，脉不浮、不沉而数，寸大于关尺，热在皮肤，扪之烙手，久按反轻，必兼头痛、项强、腰痛、胫酸，或头面、身体、皮肤有红肿疼痛。诸证不必全现，有一于此，便是表证发热……全不恶寒者，白虎汤、黄芩汤可加减用。（清·戴天章《广瘟疫论》）

本方主治少阳邪热内迫阳明。临床应用以身热，口苦，腹痛下利，舌红苔黄，脉数为辨证要点。

【组方思路】方中黄芩性味苦寒，入大肠经，功擅清热燥湿解毒，以除致病之因，为君药。芍药养血和营，缓急止痛，是为臣药。炙甘草和中调药，与芍药相配，又能缓急止痛；大枣甘温，缓补脾胃，益气和营，共为佐使。诸药合用，湿去热清，气血调和。

【历代名医点评】

（1）程应旄曰：此之合病者，头痛，胸满口苦，咽干，目眩，或往来寒热，或脉大而弦，半表之邪，不待太阳传递而即合。少阳里气失守，所以下利，阳热渐盛，所以上呕。故用黄芩汤清热益阴，半里清而半表自解矣。（清·吴谦《删补名医方论》）

（2）柯琴曰：太阳、少阳合病，是热邪已入少阳之里。胆火下攻于脾，故自下利，上逆于胃，故兼呕也。与黄芩汤，酸苦相济，调中以存阴也。热不在半表，故不用柴胡，今热已入

半里，故黄芩主之。虽非胃实，亦非胃虚，故不须人参以补中。兼呕者，故仍加半夏、生姜，以降逆也。（清·吴谦《删补名医方论》）

白虎加苍术汤
《类证活人书》

【**组成**】知母六两　甘草炙，二两　石膏一斤　苍术三两　粳米三两

【**用法**】如麻豆大，每服五钱，水一盏半，煎至八九分，去滓，取六分清汁，温服。

【**主治**】湿温者，两胫逆冷，胸腹满，多汗，头痛妄言，其人常伤于湿，因而中暑，湿热相搏，则发湿温，其脉阳濡而弱，阴小而急，治在太阳，不可发汗，汗出必不能言，耳聋，不知痛所在，身青面色变，名曰重，如此死者，医杀之耳，白虎加苍术汤，此症切勿发汗，汗之必死。（宋·朱肱《类证活人书》）

本方主治湿温病热重于湿。临床应用以发热，胸脘痞满，身重多汗，舌红苔黄腻为辨证要点。

【**组方思路**】方以石膏、知母清泄胃热，除烦止渴；甘草、粳米益胃护津；苍术燥湿运脾。

【**历代名医点评**】

（1）温毒藏于肌肤，更遇于湿，名曰湿温。湿为阴邪，故憎寒；温为阳邪，故壮热；温热入里，故口渴；湿流百节，故一身尽痛；湿为阴，故脉沉细。石膏、知母、甘草、粳米，白虎汤也，所以解温热；加苍术者，取其辛燥能治湿也。（明·吴崑《医方考》）

（2）湿热证，壮热口渴，自汗，身重，胸痞，脉洪大而长者，此太阴之湿与阳明之热相合，宜白虎加苍术汤。（清·薛雪《湿热病篇》）

（3）手太阴暑温，或已经发汗，或未发汗，而汗不止，烦渴而喘，脉洪大而有力者，白虎汤主之。脉洪大而芤者，白虎加人参汤主之。身重者湿也，白虎加苍术汤主之。汗多脉散大，喘喝欲脱者，生脉散主之。（清·吴瑭《温病条辨》）

大青汤
《备急千金要方》

【组成】大青四两　甘草　阿胶各二两　豆豉一升

【用法】上四味㕮咀，以水八升，煮取三升，去滓，煮三沸，去豉，纳阿胶令烊，顿服一升，日三服。欲尽复作，常使有余，渴者当饮。但除热，止吐下，无毒。（深师治劳复。《肘后》有赤石脂三两。胡洽、《集验》同。）

【主治】伤寒热病十日以上，发汗不解，及吐下后诸热不除，及下痢不止，斑出，皆治之，大青汤方。（唐·孙思邈《备急千金要方》）

本方主治热病不解而下利。临床应用以热病汗吐不解，下利不止为辨证要点。

【组方思路】大青为君，清热止利，凉血化斑；豆豉清热透邪，阿胶滋阴养血润燥，共为臣药；甘草解毒和中，调和诸药。

【历代名医点评】

（1）大青乃兰之一种，善解陷伏至阴之邪，豆豉专搜少阴不正之气，阿胶滋血润燥，甘草解毒和中，不特为阳毒发斑之专药，一切时行温热汗吐不解，下利不止，并得用之，取其解散阴经热毒也。（清·张璐《千金方衍义》）

（2）热病下痢。（困笃者。大青汤：用大青四两，甘草、赤石脂三两，胶二两，豉八合，水一斗，煮三升，分三服，不过二剂瘥。）（明·李时珍《本草纲目》）

治肝腑脏温病（方一）

《备急千金要方》

【组成】玄参一两　细辛二两　栀子　黄芩　升麻　芒硝各三两　石膏三两　车前草曝，切，二升　竹叶切，五升

【用法】上九味㕮咀，以水一斗半，煮竹叶、车前，取七升，去滓，下诸药，煎至三升，下芒硝，分三服。

【主治】阴阳毒，先寒后热，颈筋挛牵，面目赤黄，身中直强方。（唐·孙思邈《备急千金要方》）

本方主治肝热证。临床应用以先寒后热，颈筋挛牵，面目赤黄，身中直强为辨证要点。

【组方思路】石膏、芒硝、栀子、黄芩、玄参寒凉清热养阴；细辛、升麻宣透邪气；车前草、竹叶清利小便，使热有出路。

【历代名医点评】证见寒热，有面目黄赤似乎木邪乘土。究竟其肝热居多，故以芒硝、石膏、栀子、黄芩、玄参荡热，药中略兼升麻、细辛透达经邪，车前、竹叶并通渗道，以开泄热之路也。

（清·张璐《千金方衍义》）

治肝腑脏温病（方二）

《备急千金要方》

【组成】桂心一两　白术　芒硝　大青　栀子各三两　柴胡五两　石膏　生姜各八两　生地黄　香豉各一升

【用法】上十味㕮咀，以水九升，煮取三升，分三服。

【主治】阴阳毒，颈背双筋牵，先寒后热，腰强急缩，目中生花方。（唐·孙思邈《备急千金要方》）

本方主治肝热证。临床应用以颈背双筋牵，先寒后热，腰强急缩，目中生花为辨证要点。

【组方思路】石膏、芒硝、栀子、大青清热解毒；桂心、柴胡、香豉、生姜宣泄在经之热；白术健脾益气，调中气以祛邪防复；生地黄清热凉血，引药直入肝经。

【历代名医点评】肝藏血，故以生地黄凉血之味，统大青、石膏、栀子、芒硝疏其宿蕴之毒，桂心、柴胡、香豉、生姜泄其在经之热，白术断其复入之路也。（清·张璐《千金方衍义》）

治肺腑脏温病（方一）
《备急千金要方》

【组成】麻黄　栀子　紫菀　大青　玄参　葛根各三两　桂心　甘草各二两　杏仁　前胡各四两　石膏八两

【用法】上十一味㕮咀，以水九升，煮取三升，分三服。

【主治】阴阳毒，咳嗽连续声不绝，呕逆方。（唐·孙思邈《备急千金要方》）

本方主治肺热证。临床应用以咳嗽，呕逆为辨证要点。

【组方思路】麻黄、桂心、杏仁、前胡、紫菀清泄肺热，宣降肺气；石膏、栀子、大青、玄参、葛根清热解毒；甘草调和诸药。

【历代名医点评】大青、石膏、栀子、玄参乃治温病专药，麻黄、桂心、杏仁、前胡、紫菀、甘草泄肺专药，葛根非佐石膏解利阳明之热乎。（清·张璐《千金方衍义》）

治肺腑脏温病（方二）
《备急千金要方》

【组成】栀子　大青　升麻　芒硝各三两　葱须切，四两　豉一升　石膏　生葛各八两，一作生姜

【用法】上八味㕮咀，以水七升，煮取三升，下芒硝，分三服。

【主治】阴阳毒，热暴气，斑点方。（唐·孙思邈《备急千金要方》）

本方主治肺热证。临床应用以肌肤斑疹为辨证要点。

【组方思路】石膏、芒硝、栀子、大青清热解毒，清泄太阴经、阳明经热邪；升麻、葛根、葱须、豆豉宣透热邪，化斑透疹。

治心腑脏温病
《备急千金要方》

【组成】大青　黄芩　栀子　知母　芒硝_{各三两}　麻黄_{四两}　玄参_{六两}　石膏　生葛根_{各八两}　生地黄_{切，一升}

【用法】上十味㕮咀，以水九升，煮取三升，去滓，下芒硝，分三服。

【主治】阴阳毒，战掉不安，惊动方。（唐·孙思邈《备急千金要方》）

本方主治心热证。临床应用以心悸，恐惧不安为辨证要点。

【组方思路】石膏、栀子、芒硝、大青、玄参、黄芩清热解毒养阴，清泄心经、肺经之热；麻黄宣发肺气以散在表之热；葛根、知母助石膏清泄胃经之热；生地清热凉血，引药直入心经。

【历代名医点评】心主血，故亦用生地黄统摄。大青、石膏、栀子、芒硝及玄参、黄芩与肝腑藏无异以心部于表，故用麻黄开发肺气以散在表之热，葛根、知母辅石膏流行胃津，以滋火气之燔灼也。（清·张璐《千金方衍义》）

治脾腑脏温病
《备急千金要方》

【组成】大青　羚羊角　升麻　射干　芒硝_{各三两}　栀子_四

两　寒水石五两　玄参八两

【用法】上八味咬咀，以水七升，煮取三升，分三服。

【主治】阴阳毒，头重颈直，皮肉痹，结核隐起方。（唐·孙思邈《备急千金要方》）

本方主治脾热证。临床应用以发热，头项强直，角弓反张，皮肉结节为辨证要点。

【组方思路】羚羊角清热息风止痉；射干、大青、栀子、玄参、芒硝、寒水石清热解毒；升麻引药入脾经。

【历代名医点评】脾腑藏温而见头重颈直，皮肉痹结，故用射干散结气，羚羊角辟恶毒不详，大青、栀子、玄参、芒硝、寒水石以攻热毒，升麻引入脾经也。（清·张璐《千金方衍义》）

治肾腑胫温病
《备急千金要方》

【组成】茵陈蒿　栀子　芒硝各三两　苦参　生葛各四两　生地黄　石膏各八两　葱白　豉各一升

【用法】上九味咬咀，以水九升，煮取二升半，下芒硝，分三服。

【主治】身面如刺，腰中欲折，热毒内伤方。（唐·孙思邈《备急千金要方》）

本方主治肾热证。临床应用以发热，面赤，腰痛为辨证要点。

【组方思路】茵陈、苦参清热祛湿；配以石膏、芒硝、生地黄清热解毒；栀子、香豉、生葛、葱白宣通气机，轻透邪气。

【历代名医点评】肾腑藏温而证见热毒内伤、腰中欲折，不用知母反用茵陈、苦参祛涤湿热之味，佐石膏、芒硝、生地黄以辟毒邪，专取香豉以静少阴之源。栀子以除膈上之烦，生葛以行胃中之津，葱白以通阴中阳气也。（清·张璐《千金方衍义》）

苦参汤
《备急千金要方》

【组成】苦参三两　黄芩二两　生地黄八两

【用法】上三味咬咀，以水八升，煎取二升，适寒温，服一升，日再。

【主治】治热病五六日以上，苦参汤方。（唐·孙思邈《备急千金要方》）

本方主治伏邪外发，湿热俱盛之证。临床应用以发热日久，壮热，头痛为辨证要点。

【组方思路】方中苦参味苦性寒，搜逐肾家久伏之邪；生地、黄芩均味苦性寒，黄芩泻火，生地凉血，共奏清热之效。

【历代名医点评】伤寒、温病，截然两途。凡医但见壮热头疼，概行发散，信手杀人。曷知温病是久伏少阴之邪，得春时温暖之气，蕴化湿热，从内发外，故用苦参搜逐肾家久伏之邪，取其苦燥湿寒除热，借酒引之上，涌吐中便具发散之义。若五六日后，热交营分彻外壮热，即加生地以清血脉之邪，黄芩以泻肌肤之热，较初发深浅不同，又非一味苦参可治也。（清·张璐《千金方衍义》）

青葙子丸
《备急千金要方》

【组成】青葙子五两　黄芩　苦参　栝楼根各一两　黄柏二两　龙胆　黄连　栀子仁各三两

【用法】上八味末之，蜜丸如梧子大，先食服如梧子大七丸，日三。不知，稍加。（一本云饧和为丸。）

【主治】治伤寒后结热在内，烦渴，青葙子丸方。（唐·孙思邈

《备急千金要方》)

本方主治肝胆热证。临床应用以发热，口苦，烦渴为辨证要点。

【组方思路】本方以青葙子苦寒，主邪气皮肤中热，龙胆除肝胆郁热，黄芩、黄连、黄柏清上中下三焦热，苦参苦寒燥湿清热，此六味均入肝经，配以栀子、栝楼根亦为苦寒之品，栝楼根生津除烦渴，共同入肝经清热除烦渴。

【历代名医点评】青葙子丸专走厥阴肝经，《本经》治唇口青，是热伏至阴而见假象，非阴寒药也。草龙胆《本经》治骨间寒热，大泻肝经湿热，苦参《本经》治心腹结气，与黄柏同为泻肝之品，兼芩、连、栀子一派苦寒，暗伏黄连解毒于中，更加栝楼根通津液除烦渴，相率以迅扫留泊之余邪，咸非驯良之品，病人稍涉虚者，难以概施。（清·张璐《千金方衍义》）

黄连解毒汤
方出《肘后备急方》，名见《外台秘要》引崔氏方

【组成】黄连三两　黄芩　黄柏各二两　栀子十四枚，擘

【用法】上四味切，以水六升，煮取二升，分二服。

【主治】治烦呕不得眠。（晋·葛洪《肘后备急方》）

本方主治实热火毒，三焦热盛之证。临床应用以大热烦躁，口燥咽干，舌红苔黄，脉数有力为辨证要点。

【组方思路】方中以大苦大寒之黄连清泻心火为君，兼泻中焦之火。臣以黄芩清上焦之火。佐以黄柏泻下焦之火；栀子清泻三焦之火，导热下行，引邪热从小便而出。四药合用，苦寒直折，三焦之火邪去而热毒解，诸症可愈。

【历代名医点评】

（1）阳毒，上窍出血者，此方主之。治病必求其本。阳毒上

窍出血,则热为本,血为标,能去其热,则血不必治而自归经矣。故用连、芩、栀、柏苦寒解热之物以主之。然惟阳毒实火,用之最宜。若阴虚之火,则降多亡阴,苦从火化,而出血益甚,是方在所禁矣。(明·吴崑《医方考》)

(2)此手足阳明、手少阳药也。三焦积热,邪火妄行,故用黄芩泻肺火于上焦,黄连泻脾火于中焦,黄柏泻肾火于下焦,栀子通泻三焦之火从膀胱出,盖阳盛则阴衰,火盛则水衰,故用大苦大寒之药,抑阳而扶阴,泻其亢甚之火,而救其欲绝之水也。然非实热,不可轻投。(清·汪昂《医方集解》)

(3)黄连解毒汤、白虎汤、三黄石膏汤、大青龙汤,皆治表里俱热证。然大青龙汤治表实壮热,里热之浅在肌;三黄石膏汤治表实壮热,里热之深在胃。故一以石膏佐麻、桂;一以石膏佐麻、豉,均发太阳之表,解阳明之里也。大青龙汤则更以杏、草、姜、枣佐麻黄,其意专发热郁之在肌也;三黄石膏汤则更以芩、连、栀、柏佐石膏,其意专泻热深之在胃也。白虎汤治表热在肌,里热在胃,所以不用麻、桂以发太阳,专主石膏而清阳明也。解毒汤治表热在三阳,里热在三焦,所以亦不以麻、桂发太阳表,亦不以石膏清阳明里,而专以三黄泻上下内外之实火也。此皆太阳之邪,侵及阳明,而未入腑成实者也。若已入腑成实,则又当从事乎三承气汤,以下其热也。(清·吴谦《删补名医方论》)

苇茎汤
《外台秘要》引《古今录验方》

【组成】苇茎切,二升,以水二斗,煮取五升,去滓　薏苡仁半升　瓜瓣半升　桃仁三十枚

【用法】㕮咀,内苇汁中,煮取二升,服一升,再服,当吐如脓。

【主治】治咳有微热，烦满，胸中甲错，是为肺痈。（清·陈修园《金匮方歌括》）

本方主治肺痈，热毒壅滞，痰瘀互结证。临床应用以胸痛、咳嗽、吐腥臭痰或吐脓血，舌红苔黄腻，脉数为辨证要点。

【组方思路】方中苇茎甘寒轻浮，善清肺热，《本经逢源》谓："专于利窍，善治肺痈，吐脓血臭痰"，为肺痈必用之品，故用以为君。瓜瓣清热化痰，利湿排脓，能清上彻下，肃降肺气，与苇茎配合则清肺宣壅，涤痰排脓；薏苡仁甘淡微寒，上清肺热而排脓，下利肠胃而渗湿，二者共为臣药。桃仁活血逐瘀，可助消痈，是为佐药。方仅四药，结构严谨，药性平和，共具清热化痰、逐瘀排脓之效。

【历代名医点评】

（1）此治肺痈之阳剂也。盖咳而有微热，是邪在阳分也。烦满则夹湿也。至胸中甲错，是内之形体为病。故甲错独见于胸中，乃胸上之气血两病也。故以苇茎之轻浮而甘寒者，解阳分之气热，桃仁泻血分之络热，薏苡下肺中之湿，瓜瓣清结热而吐其败浊，所谓在上者越之耳。（清·徐彬《金匮要略论注》）

（2）薏苡下气利水，《本经》治筋急拘挛，不可屈伸，能清脾湿，祛肺热。所以虚劳咳嗽、肺痿、肺痈虚火上乘者，皆取以为下引之味。但性专利水，津气受伤者服之，每致燥渴，不若取其根一味捣汁，热饮三合，连饮三五次，不拘痈之已溃未溃，服之最捷。甜瓜瓣专于开痰，《别录》治腹内结聚，破溃脓血，善逐垢腻，而不伤伐正气，为肠胃内痈要药。桃仁治瘀血内闭，性专下走而无上逆之虞。苇茎专通肺胃结气，能使热毒从小便泄去，以其中空善达诸窍。用茎而不用根，本乎天者亲上也。（清·张璐《千金方衍义》）

（3）苇，芦之大者；茎，干也。是方也，推作者之意，病在膈上，越之使吐也。盖肺痈由于气血混一，营卫不分，以二味凉其气，二味行其血，分清营卫之气，因势涌越，诚为先着。其瓜瓣当用丝瓜者良。时珍曰：丝瓜经络贯穿，房隔联属，能通人脉络脏腑，消肿化痰治诸血病，与桃仁有相须之理。薏苡下气，苇茎上升，一升一降，激而行其气血，则肉之未败者，不致成脓痈之已溃者，能令吐出矣。今时用嫩苇根性寒涤热，冬瓜瓣性急趋下，合之二仁，变成润下之方，借以治肺痈，其义颇善。（清·王子接《绛雪园古方选注》）

（4）痈者壅也，犹土地之壅而不通也。是以肺痈之证，皆由痰血火邪互结肺中，久而成脓所致。桃仁、甜瓜子，皆润降之品，一则行其瘀，一则化其浊。苇茎退热而清上，苡仁除湿而下行。方虽平淡，其散结通瘀、化痰除热之力，实无所遗。以病在上焦，不欲以重浊之药伤其下也。（清·张秉成《成方便读》）

凉膈散
《太平惠民和剂局方》

【组成】川大黄　朴硝　甘草炙，各二十两　山栀子仁　薄荷去梗　黄芩各十两　连翘二斤半

【用法】上药为粗末，每服二钱，水一盏，入竹叶七片，蜜少许，煎至七分，去滓，食后温服。小儿可服半钱，更随岁数加减服之。得利下，住服。

【主治】治大人小儿脏腑积热，烦躁多渴，面热头昏，唇焦咽燥，舌肿喉闭，目赤鼻衄，颔颊结硬，口舌生疮，痰实不利，涕唾稠黏，睡卧不宁，谵语狂妄，肠胃燥涩，便溺秘结，一切风壅，并宜服之。（宋《太平惠民和剂局方》）

本方主治上、中二焦火热炽盛。临床应用以胸膈烦热，面赤唇焦，烦躁口渴，舌红苔黄，脉数为辨证要点。

【组方思路】本方证由脏腑积热，聚于胸膈所致，故以上、中

二焦见证为主。热伤津液,则口渴、咽燥、唇焦;火性上炎,而见面红目赤、口舌生疮、咽痛吐衄;火热内扰心神,则见睡卧不宁,甚则谵语狂妄;燥热内结,故有便秘溲赤;舌红苔黄,脉滑数均为里热炽盛之象。上焦无形火热炽盛,中焦燥热内结,此时单清上则中焦燥结不得去,单泻下则上焦邪热不得解,惟有清泻兼施方能切中病情,故治宜清热泻火通便为法。方中连翘轻清透散,长于清热解毒,透散上焦之热,故重用以为君。配黄芩以清胸膈郁热;山栀通泻三焦,引火下行;大黄、芒硝泻火通便,以荡涤中焦燥热内结,共为臣药。薄荷清头目,利咽喉;竹叶清上焦之热,均为佐药。使以甘草、白蜜,既能缓和硝、黄峻泻之力,又能生津润燥,调和诸药。全方配伍,共奏泻火通便、清上泄下之功。

【历代名医点评】若火之散漫者,或在里,或在表,皆可清之散之而愈。如夹有形之物,结而不散者,非去其结,则病终不瘥。故以大黄、芒硝之荡涤下行者,去其结而逐其热。然恐结邪虽去,尚有浮游之火散漫上、中,故以黄芩、薄荷、竹叶清彻上、中之火;连翘解散经络中之余火;栀子自上而下,引火邪屈曲下行,如是则有形无形上下表里诸邪,悉从解散。用甘草、生蜜者,病在膈,甘以缓之也。(清·张秉成《成方便读》)

漏芦连翘汤
《备急千金要方》

【组成】漏芦　连翘　黄芩　麻黄　白蔹　升麻　甘草各二两　枳实　大黄各三两

【用法】上九味㕮咀,以水九升,煮取三升,分三服,相去如人行五里久,更服。热盛者,可加芒硝二两。

【主治】治时行热毒,变作赤色痈疽,丹轸毒肿,及眼赤痛,

生障翳方。(唐·孙思邈《备急千金要方》)

本方主治热毒炽盛证。临床应用以时行热毒，发为红肿痈疽、丹疹等，或伴眼睛红肿热痛，伴生障翳为辨证要点。

【组方思路】时行热毒虽焮发于外，而毒尚根于内，故用麻黄、升麻开泄既发之毒，枳实、大黄攻逐未尽之邪，麻黄、升麻得漏芦、连翘、黄芩利窍解毒清热之品，则无助疟焮肿之虞，枳实、大黄得白蔹、甘草摄津御毒之味，则有匡正辟邪之功，其配合之奥，未许拘执药性者之妄行推测也。(清·张璐《千金方衍义》)

【历代名医点评】连翘漏芦汤　治小儿痈疮，丹毒，疮疖，咽喉肿痛，腮肿。(明·鲁伯嗣《婴童百问》)

普济消毒饮
《东垣试效方》

【组成】黄芩酒炒　黄连酒炒，各五钱　陈皮去白　甘草生用　玄参　柴胡　桔梗各二钱　连翘　板蓝根　马勃　牛蒡子　薄荷各一钱　僵蚕　升麻各七分

【用法】上药为末，汤调，时时服之，或蜜拌为丸，噙化。

【主治】治大头天行，初觉憎寒体重，次传头面肿盛，目不能开，上喘，咽喉不利，口渴舌燥。(元·罗天益《东垣试效方》)

本方主治大头瘟，热毒壅盛。临床应用以发热，恶寒，头面红肿热痛，舌红，脉浮数为辨证要点。

【组方思路】方中重用酒连、酒芩清热泻火，祛上焦头面热毒为君。以牛蒡子、连翘、薄荷、僵蚕辛凉疏散头面风热为臣。玄参、马勃、板蓝根加强清热解毒之功；配甘草、桔梗以清利咽喉；陈皮理气疏壅，以散邪热郁结，共为佐药。升麻、柴胡疏散风热，并引诸药上达头面，且寓"火郁发之"之意，功兼佐使之用。诸药配伍，共收清热解毒、疏散风热之功。

【历代名医点评】

（1）芩、连苦寒，用之以泻心肺之火；而连翘、玄参、板蓝根、鼠粘子、马勃、僵蚕，皆清喉利膈之物也，缓以甘草之国老，载以桔梗之舟楫，则诸药浮而不沉；升麻升气于右，柴胡升气于左，清阳升于高巅，则浊邪不得复居其位。《经》曰：邪之所凑，其气必虚，故用人参以补虚。而陈皮者，所以利其壅滞之气也。又曰：大便秘者加大黄，从其实而泻之，则灶底抽薪之法尔。（明·吴崑《医方考》）

（2）此手太阴、少阴、足少阳、阳明药也。芩、连苦寒，泻心肺之热为君；玄参苦寒，橘红苦辛，甘草甘寒，泻火补气为臣；连翘、薄荷、鼠粘辛苦而平，蓝根甘寒，马勃、僵蚕苦平，散肿消毒定喘为佐；升麻、柴胡苦平，行少阳、阳明二经之阳气不得伸。桔梗辛温为舟楫，不令下行，为载也。（清·汪昂《医方集解》）

（3）时行疫疠，目赤肿痛胞烂者，属湿热；憎寒壮热，头面胀者，属风热。此皆邪发于手三阴者也。普济消毒饮本自《局方》，谦甫遵于其师济源，东垣注释见于《准绳》。黄芩、黄连、连翘、玄参泻心肺之热为君；人参、橘红负荷其正，驱逐其邪为臣；升麻、柴胡伸少阳、阳明之正气，桔梗、甘草载引诸药不令下行为佐；牛蒡散风消毒，僵蚕消风散结。板蓝根解天行热毒，马勃消头面毒肿，使药四味，为诸药驱使于上焦，以成消散之功。手经病在上，故不用下法。（清·王子接《绛雪园古方选注》）

（4）其方之妙，妙在以凉膈散为主，而加化清气之马勃、僵蚕、银花，得轻可去实之妙，再加玄参、牛蒡、板蓝根，败毒而利肺气，补肾水以上济邪火。去柴胡、升麻者，以升腾飞越太过之病，不当再用升也。说者谓其引经，亦甚愚矣。凡药不能直至本经者，方用引经药作引，此方皆系轻药，总走上焦，开天气，肃肺气，岂须用升、柴直升经气耶？去黄芩、黄连者，芩、连里

药也，病初起未至中焦，不得先用里药，故犯中焦也。（清·吴瑭《温病条辨》）

升降散
《伤寒瘟疫条辨》

【组成】白僵蚕酒炒，二钱　全蝉蜕去土，一钱　广姜黄去皮，三分　川大黄生，四钱

【用法】称准，上为细末，合研匀。病轻者，分四次服，每服重一钱八分二厘五毫，用黄酒一盅、蜂蜜五钱，调匀冷服，中病即止。病重者，分三次服，每服重二钱四分三厘三毫，黄酒盅半，蜜七钱五分，调匀冷服。最重者，分两次服，每服重三钱六分五厘，黄酒二盅，蜜一两，调匀冷服。胎产亦不忌。炼蜜丸，名太极丸，服法同前，轻重分服，用蜜、酒调匀送下。

【主治】温病亦杂气中之一也，表里三焦大热，其证治不可名状者，此方主之。（清·杨璿《伤寒瘟疫条辨》）

本方主治温热、瘟疫，邪热充斥内外，阻滞气机，清阳不升，浊阴不降，致头面肿大，咽喉肿痛，胸膈满闷，呕吐腹痛，发斑出血，丹毒，谵语狂乱，不省人事，绞肠痧，吐泻不出，胸烦膈热，疙疸瘟，大头瘟，蛤蟆瘟，以及丹毒、麻风。临床应用以温病表里三焦大热，其证不可名状为辨证要点。

【组方思路】方以僵蚕为君，蝉蜕为臣，姜黄为佐，大黄为使，米酒为引，蜂蜜为导，六法俱备，而方乃成……君明臣良，治化出焉。姜黄辟邪而靖疫；大黄定乱以致治，佐使同心，功绩建焉。酒引之使上；蜜润之使下导，引导协力，远近通焉，补泻兼行，无偏胜之弊，寒热并用，得时中之宜。所谓天有覆物之功，人有代覆之能，其洵然哉。（清·杨璿《伤寒瘟疫条辨》）

【历代名医点评】考之本草，蚕气温味辛，为清化之品，升清

阳而降浊阴，散邪火而除邪热，则烦躁解而口不渴矣。盖蚕必三眠三起，眠者皆病而不食也，起者皆愈而能食也。僵者，合箔皆僵，用以治合家皆病之热疫，因其气味相感而以意使之也，故君。蝉气寒无毒，味咸而甘，为清虚之品，处极高而守廉不食，吸风得清阳之真气，故能去湿散风，饮露得太阴之精华，故能涤热解毒，以不食之物而治乏食之病，其义深其理妙。蜕者，退也，俾人退去其病，脱然无恙，亦因其气味相感而以意使之也，故为臣。姜黄性味辛苦，大寒无毒。藏器谓其除邪热消毒，苏颂喜其辟恶祛邪，能治血中之气，建功逐疫，故为佐。大黄苦寒无毒，亢甚之阳非此莫抑，苦能泄火，兼能补虚，荡涤肠胃，化食调中，安和五脏，推陈致新，能戡定祸乱，所以有将军之号，时疫烦热，非此不除，故为使。米酒性热，其味苦辛而甘，用冷酒，欲其上行头面，遍达肌肤，内通十二经络，外周八万四千毛窍，逐邪驱祟，无处不到，和血行气，助药杀毒，故为引。蜂蜜甘平无毒，弘景云蜜功有五，清热、补中、解毒、润燥、止痛，生则性凉，故能清热，熟则性温，故能补中，甘而和平，故能解毒，柔而濡泽，故能润燥，缓可去急，故能止心腹肌肉疮疡之痛，功和百药，故为导。（清·陈良佐《二分晰义》）

青盂汤
《医学衷中参西录》

【组成】荷叶—个用周遭边浮水者良鲜者尤佳　生石膏—两，捣细　真羚羊角二钱，另煎兑服　知母六钱　蝉蜕三钱，去足土　僵蚕二钱　金线重楼二钱，切片　粉甘草钱半

【用法】水煎，温服。

【主治】治瘟疫表里俱热，头面肿疼，其肿或连项及胸。亦治阳毒发斑疹。（清·张锡纯《医学衷中参西录》）

本方主治表里热盛证。临床应用以发热，头面肿痛，肌肤斑疹为辨证要点。

【组方思路】荷叶禀初阳上升之气，为诸药之舟楫，能载清火解毒之药上至头面，且其气清郁，更能解毒逐秽，施于疫毒诸证尤宜也。金线重楼，味甘而淡，其解毒之功，可仿甘草，然甘草性温，此药性凉，以解一切热毒，尤胜于甘草。羚羊角善清肝胆之火，生石膏、知母清胃腑之热，与荷叶之轻清升浮者并用，透发温疫斑疹之毒火郁热。蝉蜕、僵蚕为表散药之向导，而兼具表散之力。甘草调和诸药。

【历代名医点评】疫与寒温不同。寒温者，感时序之正气。因其人卫生之道，于时序之冷暖失宜，遂感其气而为病。其病者，偶有一二人，而不相传染。疫者，感岁运之戾气。因其岁运失和，中含毒瓦斯，人触之即病。《内经》刺法论所谓无问大小，病状相似者是也。其病者，挨户挨村，若摇役然，故名曰疫，且又互相传染也。《内经》本病论有五疫之名，后世约分为寒疫、温疫。治温疫，世习用东垣普济消毒饮。治寒疫，世习用巢谷世圣散子。
（清·张锡纯《医学衷中参西录》）

加味太极丸
《伤寒瘟疫条辨》

【组成】僵蚕二钱，酒炒　全蝉蜕去土，一钱　广姜黄三分　川大黄四钱　天竺黄一钱　胆星一钱　冰片一分

【用法】上七味，称准为细末，糯米浓汤和丸如芡实大。冷黄酒和蜜泡化一丸，冷服。薄荷熬酒亦可。

【主治】小儿感冒、伤风、伤寒、咳、呕、疟、痢等证，人所易知，至染温病，人多不料，亦且难窥，所以耽误者良多。且幼科专于痘疹、疳积、吐泻、惊风并诸杂证，在温病则甚略之，一

也。古人称幼科为哑科，盖不能尽罄所苦以告医，医又安得悉乎问切之义，所以但知不思乳食，心胸膨胀，疑其内伤乳食，不知其为温病热邪在胃也……凡杂气流行，大人小儿所受之邪则一，且治法药饵亦相仿，加味太极丸主之。（清·杨璿《伤寒瘟疫条辨》）

本方主治小儿热盛证。临床应用以发热，伴头痛，全身酸痛，汗出，不思饮食，恶心呕吐，口干，大便干或溏泄为辨证要点。

【组方思路】方中含升降散，僵蚕为君，蝉蜕为臣，姜黄为佐，大黄为使，酒为引，蜜为导。僵蚕味辛苦气薄，喜燥恶湿，轻浮而升阳中之阳，能胜风除湿，清热解郁；蝉蜕气寒无毒，味咸且甘，为清虚之品，能祛风而胜湿，涤热而解毒；姜黄气味辛苦，性温，无毒，祛邪伐恶，行气散郁；大黄味苦，大寒无毒，上下通行，亢盛之阳；酒性大热，味辛苦而甘，令饮冷酒，欲其行迟，传化以渐，上行头面，下达足膝，外周毛孔，内通脏腑经络，驱逐邪气，无处不到；蜂蜜甘平无毒，其性大凉，主治丹毒斑疹，腹内留热，呕吐便秘，欲其清热润燥，而自散温毒也。在升降散的基础上加天竺黄、胆星、冰片，加强化痰止咳平喘的功效。

银翘马勃散
《温病条辨》

【组成】连翘一两　牛蒡子六钱　银花五钱　射干三钱　马勃二钱

【用法】上杵为散，服如银翘散法。不痛但阻甚者，加滑石六钱，桔梗五钱，苇根五钱。

【主治】湿温喉阻咽痛，银翘马勃散主之。（清·吴瑭《温病条辨》）

本方主治湿温，肺气郁闭证。临床应用以发热，口渴，咽痛为辨证要点。

【组方思路】方用金银花、连翘清热解毒，开泄肺气；牛蒡子疏散风热、利咽散结，射干解热毒、利咽喉，二药开气分之闭阻；马勃解毒消肿，清利咽喉，为治喉痹喉痛专药，用之以开痹结。诸药合用，共奏解毒利咽的功效。

【历代名医点评】湿温喉阻咽痛者，邪闭肺气也，银翘马勃散主之。连翘三钱，牛蒡子二钱，银花一钱五分，射干一钱，马勃一钱，水煎服。咽喉不痛但觉阻甚者加滑石二钱，桔梗一钱五分，苇根一钱五分。（清·高秉钧《温病指南》）

金豆解毒煎
《松峰说疫》

【组成】金银花二三钱　绿豆皮二钱　甘草一钱　陈皮一钱　蝉蜕去足翅，八分　井花水清晨首汲，煎　或再加僵蚕浸去涎，一钱

【用法】井花水煎服。

【主治】大解瘟毒。（清·刘清臣《医学集成》）

本方主治瘟疫热毒证。临床应用以发热，头痛，口干口渴，咽喉疼痛为辨证要点。

【组方思路】银花能清热解毒，疗风止渴；绿豆甘寒，亦清热解毒之品，兼行十二经，祛除诸毒，无微不入；甘草解一切毒，入凉剂则能清热，亦能通行十二经，以为银花、绿豆之佐；陈皮调中理气，使荣卫无所凝滞；蝉蜕取其性之善退轻浮，易透肌肤，又散风热，开肌滑窍，使毒气潜消也；僵蚕能胜风去瘟，退热散结。瘟疫之风湿若用苍、羌、防风等药，则烦躁愈甚而热愈炽矣。若兼大头发颐咽喉诸证，更宜加僵蚕。（清·翁藻《医钞类编》）井花水是早晨第一次汲取的井泉水，味甘平无毒，具有清热养阴的作用。

【历代名医点评】

（1）瘟疫始成……是皆有毒瓦斯以行乎间，此毒又非方书所载阳毒、阴毒之谓……是毒瓦斯与瘟疫相为终始者也。兹定金豆

解毒煎以解其毒势，且能清热。并不用芩、连、栀、柏而热已杀矣。（清·刘松峰《松峰说疫》）

（2）瘟毒，金豆解毒煎：金银花三钱，绿豆皮二钱，蝉蜕八分，僵蚕、陈皮、甘草各一钱。或绿豆饮：绿豆煎汤加白糖，当茶饮，二方大解瘟毒。（清·刘清臣《医学集成》）

羚角钩藤汤
《通俗伤寒论》

【组成】羚角片钱半，先煎　霜桑叶二钱　京川贝四钱，去心　鲜生地五钱　双钩藤三钱，后入　滁菊花三钱　茯神木三钱　生白芍三钱　生甘草八分　淡竹茹五钱，鲜刮，与羚角先煎代水

【用法】水煎服。

【主治】凉肝息风法。（清·俞根初《通俗伤寒论》）

本方主治肝热生风证。临床应用以高热烦躁，手足抽搐，舌绛而干，脉弦数为辨证要点。

【组方思路】方中羚羊角咸寒，入肝经，善于凉肝息风；钩藤甘寒，入肝经，清热平肝，息风解痉。二药合用，相得益彰，清热凉肝，息风止痉之功益著，共为君药。配伍桑叶、菊花清热平肝，以加强凉肝息风之效，用为臣药。风火相煽，最易耗阴劫液，故用鲜地黄凉血滋阴，白芍养阴泄热，柔肝舒筋，二药与甘草相伍，酸甘化阴，养阴增液，舒筋缓急，以加强息风解痉之力；邪热每多炼液为痰，故又以川贝母、鲜竹茹以清热化痰；热扰心神，以茯神木平肝宁心安神，以上俱为佐药。甘草兼调和诸药，为使。综观全方，以凉肝息风为主，配伍滋阴、化痰、安神之品，标本兼治，为凉肝息风法的代表方。

【历代名医点评】

（1）肝藏血而主筋，凡肝风上翔，症必头晕胀痛，耳鸣心悸，

手足躁扰，甚则狂乱痉厥，与夫孕妇子痫，产后惊风，病皆危险。故以羚、藤、桑、菊息风定痉为君。臣以川贝善治风痉，茯神木专平肝风。但火旺生风，风助火势，最易劫伤血液，尤必佐芍、甘、鲜地酸甘化阴，滋血液以缓肝急。使以竹茹，不过以竹之脉络通人身之脉络耳。此为凉肝息风、增液舒筋之良方。（清·何秀山《重订通俗伤寒论》）

（2）本方原为邪热传入厥阴，神昏搐搦而设。因热极伤阴，风动痰生，心神不安，筋脉拘急，故用羚羊、钩藤、桑叶、菊花凉肝息风为主，佐以生地、白芍、甘草酸甘化阴，滋液缓急，川贝、竹茹、茯神化痰通络，清心安神。由于肝病中肝热风阳上逆，与此病机一致，故亦常用于肝阳重症，并可酌加石决明等潜镇。（秦伯未《谦斋医学讲稿》）

清营汤
《温病条辨》

【组成】犀角_{水牛角代}　生地黄_{五钱}　玄参_{三钱}　竹叶心_{一钱}　麦冬_{三钱}　丹参_{二钱}　黄连_{一钱五分}　银花_{三钱}　连翘_{二钱，连心用}

【用法】水八杯，煮取三杯，日三服。

【主治】脉虚夜寐不安，烦渴舌赤，时有谵语，目常开不闭，或喜闭不开，暑入手厥阴也。手厥阴暑温，清营汤主之。（清·吴瑭《温病条辨》）

本方主治热灼营阴证。临床应用以身热夜甚，心烦少寐，时有谵语，目常喜开或喜闭，口渴或不渴，斑疹隐隐，脉细数，舌绛而干为辨证要点。

【组方思路】方用苦咸寒之水牛角清解营分之热毒，为君药。热伤营阴，又以生地黄凉血滋阴、麦冬清热养阴生津、玄参滋阴降火解毒，三药共用，既可甘寒养阴保津，又可助君药清营凉血解毒，共为臣药。君臣相配，咸寒与甘寒并用，清营热而滋营阴，祛邪扶正兼顾。温邪入营分，故用银花、连翘、竹叶清热解毒，轻清透泄，使营分热邪有外达之机，促其透出气分而解，此即"入营犹可透热转气"之具体应用；黄连苦寒，清心解毒；丹参清热凉血，并能活血散瘀，可防热与血结。上述五味均为佐药。本方的配伍特点是以清营解毒为主，配以养阴生津和"透热转气"，使入营之邪透出气分而解，诸症自愈。

【历代名医点评】

（1）阳明温病，舌黄燥，肉色绛，不渴者，邪在血分，清营汤主之。若滑者，不可与也，当于湿温中求之。温病传里，理当渴甚，今反不渴者，以邪气深入血分，格阴于外，上潮于口，故反不渴也。曾过气分，故苔黄而燥，邪居血分，故舌之肉色绛也。若舌苔白滑、灰滑、淡黄而滑，不渴者，乃湿气蒸腾之象，不得用清营柔以济柔也。（清·吴瑭《温病条辨》）

（2）此条以舌绛为主。绛而中心黄苔，当气血两清；纯绛鲜红，急涤包络；中心绛干，两清心胃；尖独干绛，专泄火腑；舌绛而光，当濡胃阴；绛而枯痿，急用胶黄；干绛无色，宜投复脉（此二证俱属下焦）。以上俱仍合脉证参详。若舌绛兼有白苔，或黄白相兼，是邪仍在气分；绛而有滑苔者，则为湿热熏蒸，误用血药滋腻，邪必难解，不可不慎也。（清·吴瑭《温病条辨》）

（3）治暑温内入心包，烦渴舌赤，身热谵语等证。夫暑为君火，其气通心，故暑必伤心。然心为君主，义不受邪，所受者皆包络代之。但心藏神，邪扰则神不宁，故谵语。心主血，热伤血分，故舌赤。金受火刑，故烦渴。暑为六淫之正邪，温乃时令之乖气，两邪相合，发为暑温，与春温、秋温等证，大抵相类，不过暑邪最易伤心。方中犀角、黄连，皆入心而清火。犀角有清灵之性，能解疫毒；黄连具苦降之质，可燥湿邪，二味为治温之正药。热犯心包，营阴受灼，故以生地、玄参滋肾水，麦冬养肺金，而以丹参领之入心，皆得遂其增液救焚之助。连翘、银花、竹叶三味，皆能内彻于心，外通于表，辛凉清解，自可神安热退，邪自不留耳。（清·张秉成《成方便读》）

白矾滑石汤
《伤寒瘟疫条辨》

【组成】白矾二两　滑石二两

【用法】水三碗，煎减半，不住饮之，饮尽再作。

【主治】治热毒怪证，目赤，鼻胀大喘，浑身生斑，毛发如铁。（清·杨璿《伤寒瘟疫条辨》）

本方主治热毒怪证。临床应用以目赤，鼻翼煽动，周身红斑为辨证要点。

【组方思路】白矾酸涩性寒，内服祛除风痰；滑石甘淡，清热解暑利尿。热毒在内，伤津炼液为痰，痰邪蒙心，耗伤正气。故以白矾祛痰，以滑石清热利尿，痰热一去，诸症自除。

白虎化斑汤
《张氏医通》

【组成】石膏生用　知母　生甘草　蝉蜕　麻黄　大黄生用　黄芩　连翘　黑参　竹叶

【用法】水煎。大剂频服。

【主治】时疫发斑，邪热出于经脉也，虽不及战汗，亦有外解之机，治以凉血清热为主，白虎化斑汤、吴氏举斑汤、犀角地黄汤选用。（清·戴天章《广瘟疫论》）

本方主治痘为火郁，不得透发。临床应用以痘疹色黯，透发不畅，烦躁为辨证要点。

【组方思路】方中石膏辛甘大寒，入肺胃二经，功善清解，透热出表；知母苦寒质润，一以助石膏清肺胃之热，一以滋阴润燥救已伤之阴津；黄芩、大黄清热泻火通便，一者可助白虎汤清热之力，二者便通则火郁得以透发，则斑痘易解；连翘、竹叶清热透表；麻黄、蝉蜕发表透斑，四药相合，则发表透斑之力更强；玄参清热养阴，凉血透斑，且可防诸发表药耗阴伤津之弊。佐以生甘草益胃生津，亦可防止大寒伤中之弊。诸药合用，邪热可清，火郁得发，则斑透而解。

【历代名医点评】痘初发热即报点如丹，身热如烙，渐至干焦紫黑，烦躁闷乱，唇焦口臭者，虽在冬月，亦须大剂白虎化斑汤，石膏非数两不应。(清·张璐《张氏医通》)

吴氏举斑汤
《温疫论》

【组成】白芍一钱　当归一钱　升麻五分　白芷七分　柴胡七分　穿山甲二钱，炙黄

【用法】加姜煎。

【主治】疫邪留血分，里气壅闭，非下不能发斑，斑出则毒邪从外解矣。如下后斑渐出，更不可大下。设有下证，宜少与承气缓缓下之。若复大下则元气下振，斑毒内陷则危，宜托里举斑汤。(明·吴有性《温疫论》)

本方主治斑疹，毒邪壅闭证。临床应用以高热忽降，斑疹隐没，呼吸短促，脘腹痞闷，循衣撮空，脉沉细为辨证要点。

【组方思路】全方当归补血活血，白芍养血敛阴，邪入血分，耗伤阴血，补血以扶正，托邪外透，共为君药。升麻发表透疹，柴胡和解少阳，白芷解表祛风，三药为臣，举斑达表。山甲善走窜，通经络，卫气疏畅，则邪有外达出路，为佐使之品。诸药合

用，养血，祛邪，通经络，则诸症自除。

【历代名医点评】

（1）尝见古人治斑疹颐喉，皆不出吴氏举斑汤、钱氏升葛汤、活人玄参升麻汤、东垣普济消毒饮等方，方内皆用升麻。窃思斑疹赖其透发，颐喉借其升提，今先生舍而不用者，是何意也？答曰：吴淮阴云：升腾飞越太过之病，不当再用升提，说者谓其引经，亦愚甚矣。诚哉非谬也！丰深有味乎斯言。即遇当升透之病，莫如荷叶、桔梗为稳。升麻升散力速，他病为宜，于斑疹颐喉，究难用耳。（清·雷丰《时病论》）

（2）此方系专为下启中气不振，斑毒内陷者设，故用归、芍托里；升、柴、白芷以举斑；山甲以走窜经络，则卫气疏畅，而斑可渐出矣。（清·翁藻《医钞类编》）

化斑汤
《温病条辨》

【组成】石膏一两　知母四钱　生甘草三钱　玄参三钱　犀角二钱　白粳米一合

【用法】水八杯，煮取三杯，日三服，渣再煮一盅，夜一服。

【主治】阳明斑者，化斑汤主之。（清·吴瑭《温病条辨》）

本方主治气血两燔之发斑。临床应用以壮热，烦渴，发斑吐衄，舌绛为辨证要点。

【组方思路】本方为白虎汤加犀角（水牛角代）、玄参而成。斑属胃，胃主肌肉，阳明热毒内郁营血，外充肌表，故用白虎汤清气解肌，泄热救阴；热毒较重，迫血伤络而致斑疹隐隐，故用犀角（水牛角代）、玄参清营血以解毒化斑。

【历代名医点评】太阴温病，不可发汗，发汗而汗不出者，必发斑疹，汗出过多者，必神昏谵语，发斑者，化斑汤主之。发疹者，银翘散去豆豉，加细生地、丹皮、大青叶、倍玄参主之。禁升麻、柴胡、当归、防风、羌活、白芷、葛根、三春柳之。（清·吴瑭《温病条辨》）

犀角地黄汤
《小品方》，录自《外台秘要》

【组成】犀角一两　生地黄半斤　芍药三分　牡丹皮一两

【用法】上药四味，㕮咀，以水九升，煮取三升，分三服。

【主治】伤寒及温病应发汗而不汗之，内蓄血者，及鼻衄，吐血不尽，内余瘀血，面黄，大便黑，消瘀血方。（唐·王焘《外台秘要》）

本方主治温热病，热入血分证。临床应用以各种失血，斑色紫黑，神昏谵语，身热舌绛为辨证要点。

【组方思路】方用苦咸寒之犀角（水牛角代）为君，凉血清心而解热毒，使火平热降，毒解血宁。臣以甘苦寒之生地，凉血滋阴生津，一以助犀角（水牛角代）清热凉血，又能止血；一以复已失之阴血。用苦微寒之赤芍与辛苦微寒之丹皮共为佐药，清热凉血，活血散瘀，可收化斑之功。四药相配，共成清热解毒、凉血散瘀之剂。

【历代名医点评】

（1）吐、衄不止者，此方主之。口出血曰吐，鼻出血曰衄。火逆于中，血随火上，有此二证。然吐血责之腑，衄血责之经，求其实，则皆炎上火也。火者，心之所司，故用生犀、生地以凉心而去其热。心者，肝之所生，故用丹皮、芍药以平肝而泻其母，此穷源之治也。（明·吴崑《医方考》）

（2）犀角地黄乃是衄血之方。盖犀，水兽也，焚犀可以分水，可以通天。鼻衄之血，从任督而巅，入鼻中，推犀角能下入肾水，由肾脉而上引，地黄滋阴之品，故为对证。（明·赵献可《医贯》）

（3）此方治伤寒血燥血热，以致温毒不解，用此取汗最捷，人所不知。盖以犀解之性气锐能散。仲景云：如无犀角，以升麻代之。此二味可以通用，其义盖可知矣。（明·张介宾《景岳全书》）

（4）血得辛温则散，得寒则凝。此方另开寒冷散血之门，特创清热解毒之法，全在犀角通利阳明以解地黄之滞；犹赖赤芍、牡丹下气散血，允为犀角、地黄之良佐。（清·张璐《千金方衍义》）

解毒活血汤
《医林改错》

【组成】连翘二钱　葛根二钱　柴胡三钱　当归二钱　生地五钱　赤芍三钱　桃仁八钱研　红花五钱　枳壳一钱　甘草二钱

【用法】水煎服。

【主治】瘟毒流行，病吐泻转筋者。（清·王清任《医林改错》）

本方主治毒邪深入营分。临床应用以身热夜甚，转筋吐下，神昏谵语，肢厥为辨证要点。

【组方思路】方中连翘、葛根、柴胡、甘草清热解毒；生地清热凉血；当归、赤芍、桃仁、红花活血祛瘀；气为血帅，气行血行，故复佐少量枳壳理气，以助活血之力。全方共奏清热解毒、凉血活血之效。

【历代名医点评】瘟毒自口鼻入气管，自气管达于血管，将气血凝结，壅塞津门，水不得出，故上吐下泻。初得，用针刺其胳膊肘里弯处血管，流紫黑血，毒随血出而愈。或曰：所刺是何穴？诸明白指示。余曰：余虽善针，不必论，是穴名曰尺泽。人气管周身贯通，血管周身亦贯通，尺泽左右四五根血管，刺之皆出血，皆可愈；尺泽上下，刺之亦可愈。总之，用针所刺而愈，皆风火气有余之症；不足之症，愈针愈坏，此针灸家隐讳不肯言也。仓卒之时，用针刺，取其捷便也。一面针刺，一面以解毒活

血汤治之，活其血，解其毒，未有不一药而愈者。（清·王清任《医林改错》）

清瘟败毒饮
《疫疹一得》

【组成】生石膏大剂六两至八两，中剂二两至四两，小剂八钱至一两二钱 小生地大剂六钱至一两，中剂三钱至五钱，小剂二钱至四钱 犀角大剂六两至八两，中剂三两至五两，小剂二两至四两 真川连大剂四至六钱，中剂二至四钱，小剂一钱至一钱半 栀子 桔梗 黄芩 知母 赤芍 玄参 连翘 甘草 丹皮 鲜竹叶以上十味，原书无用量

【用法】疫证初起，恶寒发热，头痛如劈，烦躁谵妄，身热肢冷，舌刺唇焦，上呕下泄，六脉沉细而数，即用大剂；沉而数者，用中剂；浮大而数者，用小剂。如斑一出，即用大青叶，量加升麻四五分引毒外透。

【主治】治一切火热，表里俱盛，狂躁烦心，口干咽痛，大热干呕，错语不眠，吐血衄血，热盛发斑。不论始终，以此为主。（清·余师愚《疫疹一得》）

本方主治温疫热毒，气血两燔证。临床应用以大热渴饮，头痛如劈，干呕狂躁，谵语神昏为辨证要点。

【组方思路】此十二经泄火药也。盖斑疹虽出于胃，亦诸经之火有以助之。重用石膏，直入胃经，使其敷布于十二经，迟其淫热。佐以黄连、犀角（水牛角代）、黄芩，泄心肺火于上焦；丹皮、栀子、赤芍，泄肝经之火；连翘、玄参，解散浮游之火；生地、知母，抑阳扶阴，泄其亢甚之火，而救欲绝之火；桔梗、竹叶，载药上行。使以甘草，和胃也。此皆大寒解毒之剂，故重用石膏，则甚者先平，而诸经之火，自无不安矣。（清·余师愚《疫疹一得》）

【历代名医点评】

（1）山栀、黄芩、黄连、石膏，佐以知母、连翘、竹叶泻气分之实火；犀角、生地、丹皮，佐以玄参、赤芍泻血分之实火。生草和阴解毒，桔梗开结利肺。并泻气血之温毒斑疹，而护阴救液者也。此病不可发表，表则津液涸化火燎原矣。（李畴人《医方概要》）

（2）本方为大寒解毒之剂。方中综合白虎、犀角地黄、黄连解毒三方加减，合为一方，白虎汤清阳明经大热，犀角地黄汤清营凉血，黄连解毒汤泻火解毒，加竹叶清心除烦，桔梗、连翘载药上行，共奏清热解毒，凉血救阴之功。（冉小峰《历代名医良方注释》）

升麻鳖甲汤
《金匮要略》

【组成】升麻二两　当归一两　蜀椒炒去汗，一两　甘草二两　鳖甲手指大一片，炙　雄黄半两，研

【用法】上六味，以水四升，煮取一升，顿服之，老小再服，取汗。

【主治】阳毒之为病，面赤斑斑如锦文，咽喉痛，唾脓血。五日可治，七日不可治，升麻鳖甲汤主之。阴毒之为病，面目青，身痛如被杖，咽喉痛。五日可治，七日不可治，升麻鳖甲汤去雄黄蜀椒主之。（东汉·张仲景《金匮要略》）

本方主治阳毒发斑证。临床应用以发斑，咽痛，咳吐脓血为辨证要点。

【组方思路】升麻入阳明、太阴二经，升清逐秽，辟百邪，解百毒，统治温厉阴阳二病。如阳毒为病，面赤斑如锦纹；阴毒为病，面青身如被杖；咽喉痛，毋论阴阳二毒，皆已入营矣。但

升麻仅走二经气分，故必佐以当归通络中之血，甘草解络中之毒，微加鳖甲守护营神，俾椒、黄猛烈之品，攻毒透表，不乱其神明。阴毒去椒、黄者，太阴主内，不能透表，恐怕反助厉毒也。《肘后方》《千金方》阳毒无鳖甲者，不欲其守，亦恐留恋厉毒也。（清·王子接《绛雪园古方选注》）

【历代名医点评】

（1）升麻鳖甲汤，升麻、甘草，清咽喉而松滞结，鳖甲、当归，排脓血而决腐瘀，雄黄、蜀椒，泻湿热而下逆气也。（清·黄元御《金匮悬解》）

（2）正气者，即四时令平之气也，中人为病，徐而浅；邪气者，即四时不和之气也，中人为病，速而危；异气者，非常灾疠之气也，中人为病，暴而死。所以过五日不治，以五脏相传俱受邪也。此气适中人之阳，则为阳毒；适中人之阴，则为阴毒。此二证即今世俗所称痧证是也。阳毒终属阳邪，故见面赤斑斑如锦文，唾脓血之热证。阴毒终属阴邪，故见面目青，身痛如被杖之寒证。二证俱咽喉痛者，以此证乃邪从口鼻而下入咽喉，故痛也。（清·吴谦《医宗金鉴》）

温里剂

理中丸
《伤寒论》

【组成】人参　干姜　甘草炙　白术各三两

【用法】上四味，捣筛，蜜合为丸，如鸡子黄大。以沸汤数合，和一丸，研碎，温服之，日三四、夜二服。腹中未热，益至三四丸，然不及汤。汤法：以四物依两数切，用水八升，煮取三升，去滓，温服一升，日三服。

【主治】时疫自利受补者少，至屡经清、下无表里证，自利渐至清谷而脉微细者，则六君子汤、补中益气汤、理中汤，又所当酌用也。（清·戴天章《广瘟疫论》）

本方主治时疫，里虚寒证。临床应用以脘腹绵绵作痛，呕吐便溏，畏寒肢冷，舌淡，苔白，脉沉细为辨证要点。

【组方思路】方中干姜为君，大辛大热，温脾阳，祛寒邪，扶阳抑阴。人参为臣，性味甘温，补气健脾。君臣相配，温中健脾。脾为湿土，虚则易生湿浊，故用甘温苦燥之白术为佐，健脾燥湿。甘草与诸药等量，寓意有三：一为合参、术以助益气健脾；二为缓急止痛；三为调和药性，是佐药而兼使药之用。纵观全方，温补并用，以温为主，温中阳，益脾气，助运化，故曰"理中"。

【历代名医点评】此脾阳虚而寒邪伤内也。夫脾阳不足，则失其健运之常，因之寒凝湿聚。然必其为太阴寒湿，方可用此方法，否则自利呕痛等症，亦有火邪为患者。故医者当望闻问切四者合参，庶无差之毫厘，谬以千里之失。若表里寒热虚实既分，又当明其病之标本。如以上诸病，虽系寒凝湿聚，皆因脾阳不足而来，则阳衰为本，寒湿为标。是以方中但用参、术、甘草，大补脾元，加炮姜之温中守而不走者，以复其阳和，自然阳长阴消，正旺邪除耳。（清·张秉成《成方便读》）

四逆加人参汤
《伤寒论》

【组成】甘草二两，炙　附子一枚，生，去皮，破八片　干姜一两半　人参一两

【用法】上四味，以水三升，煮取一升二合，去滓，分温再服。

【主治】恶寒脉微而复利，利止亡血也，四逆加人参汤主之。（东汉·张仲景《伤寒论》）

本方主治亡阳兼津伤之重证。临床应用以四肢厥逆，恶寒脉微，下利而利忽自止为辨证要点。

【组方思路】生附子温肾散寒回阳，干姜温脾散寒，合炙甘草补益中土而制约附子之毒，人参大补元气与津液，共成回阳补气、养津救逆之方。

【历代名医点评】

（1）恶寒脉微而复利。利止亡血也，四逆加人参汤主之，按亡血即亡津液之谓。故加人参补虚以生津液也。（清·吕震名《伤寒寻源》）

（2）四逆加人参汤方，于四逆汤方内，加人参一两，余根据四逆汤方，吐利发汗，脉平，小烦者，以新虚不胜谷气故也。（清·吴谦《医宗金鉴》）

茯苓四逆汤
《伤寒论》

【组成】茯苓_{四两}　人参_{一两}　甘草_{二两，炙}　干姜_{一两半}　附子_{一枚，生用，去皮，破八片}

【用法】上五味，㕮咀，以水五升，煮取一升二合，去滓，分温再服。

【主治】发汗，若下之，病仍不解，烦躁者，茯苓四逆汤主之。（东汉·张仲景《伤寒论》）

本方主治阳脱兼阴液不足之证。临床应用以烦躁，四肢厥冷，恶寒，脉微细为辨证要点。

【组方思路】茯苓四逆汤，即真武汤之变方。《太阳篇》中汗出烦躁，禁用大青龙，即以真武汤救之，何况烦躁生于先汗后下，阳由误下而欲亡，能不救下元之真阳乎？故重用茯苓六两渗泄，人参、甘草下行以安欲失之真阳，生用干姜、附子以祛未尽之寒邪，阳和躁宁，不使其手足厥逆，故亦名四逆。（清·王子接《绛雪园古方选注》）

【历代名医点评】

（1）夫先下后汗，于法为逆，外无大热，内不渴呕，似乎阴阳自和，而实妄汗亡阳，所以虚阳扰乱于阳分，故昼日烦躁不得眠，盛阴偏安于阴分，故夜而安静。脉沉微，是真阳将脱而烦躁也。用干姜、附子壮阳以配阴。姜、附者，阳中阳也，生用则力更锐，不加甘草则势更猛，是方比四逆为峻，救其相离，故当急也。用茯苓君四逆，抑阴以伐水。人参佐四逆，生气而益阳。参、苓，君子也，兼调以甘草，比四逆为缓，阴阳不急，故当缓也。一去甘草，一加参、苓，而缓急自别。（清·吴谦《医宗金鉴》）

（2）过汗则亡阳而表虚；误下则亡阴而里虚。阴阳表里俱虚，

乃生烦躁，故用茯苓、人参入心以除烦，附子、干姜入肾以解躁。（清·汪昂《医方集解》）

附子汤
《伤寒论》

【组成】附子二枚，炮，破八片，去皮　茯苓三两　人参二两　白术四两　芍药三两

【用法】上五味，以水八升，煮取三升，去滓，温服一升，日三服。

【主治】尝遇微疫，医者误进白虎汤数剂，续得四肢厥逆，脉势转剧，更医谬指为阴证，投附子汤病愈。（明·吴有性《温疫论》）

本方主治疫病阳虚兼寒湿之阴证。临床应用以背恶寒，身体痛，手足寒，骨节痛，脉沉为辨证要点。

【组方思路】本方以附子为君药，辛甘性热，温肾暖脾。茯苓、白术，健脾祛湿，配以人参益气，共为臣药。佐以白芍，敛阴舒筋，又防附子燥热伤阴。全方重用附、术，本治阳虚水泛，则更重在温补脾阳而祛寒湿。

【历代名医点评】

（1）少阴为寒水之脏，故伤寒之重者多入少阴，所以少阴一经最多死证。方中君附子二枚者，取其力之锐，且以重其任也。生用者，一以壮少火之阳，一以散中外之寒，则恶寒自止，身痛自除，手足自温矣；所以固生气之原，令五脏六腑有本，十二经脉有根，脉自不沉，骨节可和矣。更佐白术以培土，芍药以平木，茯苓以伐水。水伐火自旺，旺则阴翳消，木平土益安，安则水有制，制则生化。此万全之术，其畏而不敢用，束手待毙者，曷可胜计耶！（清·吴谦《删补名医方论》）

（2）柯韵伯曰：此仲景温补之第一方，乃正治伤寒之法，为

少阴固本御邪之剂也。夫伤则宜补，寒则宜温，而近世治伤寒者，皆以寒凉克伐相授受。竟亡伤寒二字之名实矣。少阴为阴中之阴，又为寒水之脏，故伤寒之重者多入少阴，所以少阴一经，最多死证。方中用生附二枚者，取其力之锐，且以重其任也，益少火之阳，鼓肾间之动气以御外侵之阴翳，则守邪之神有权，而呼吸之门有锁矣，身痛自除，手足自温。（清·罗美《古今名医方论》）

参附汤
《世医得效方》

【组成】人参半两　　附子炮，去皮脐，一两

【用法】上锉散，分作三服。水二盏，姜十片煎，食前温服。

【主治】冬月伤寒，四五日后手足逆冷，恶寒身蜷，脉又不至，复加躁扰不宁，人以为少阴阳绝之症也，而不知不止阳绝也，阴亦将绝矣。（清·陈士铎《辨证录》）

本方主治阳气暴脱证。临床应用以四肢厥逆，冷汗淋漓，呼吸微弱，脉微欲绝为辨证要点。

【组方思路】本方重用人参以回元气，佐附子以启真阳，两药合用，共奏补气回阳之功。

【历代名医点评】

（1）起居不慎则伤肾，肾伤则先天气虚矣。饮食不节则伤脾，脾伤则后天气虚矣。补后天之气无如人参，补先天之气无如附子，此参附汤之所由立也。二脏虚之微甚，参附量为君主。二药相须，用之得当，则能瞬息化气于乌有之乡，顷刻生阳于命门之内，方之最神捷者也。（清·吴谦《医宗金鉴》）

（2）夹阴伤寒，内外皆阴，阳气顿衰，必须急用人参健脉以益其元，佐以附子温经散寒。舍此不用，将何以救之？（清·怀远《古今医彻》）

回阳救急汤
《伤寒六书》

【组成】熟附子　干姜　人参　甘草　白术　肉桂　陈皮　五味子　茯苓　半夏

【用法】水二盅，姜三片，煎之，临服入麝香三厘调服。中病以手足温和即止，不得多服。

【主治】治寒邪直中阴经真寒证，初病起无身热，无头疼，只恶寒，四肢厥冷，战栗腹疼，吐泻不渴，引衣自盖，蜷卧沉重，或手指甲唇青，或口吐涎沫，或至无脉，或脉来沉迟而无力者。（明·陶华《伤寒六书》）

本方主治寒邪直中三阴，真阳衰微证。临床应用以四肢厥冷，神衰欲寐，下利腹痛，脉微或无脉为辨证要点。

【组方思路】本方以四逆汤合六君子汤，再加肉桂、五味子、麝香、生姜组成。方中以附子配干姜、肉桂，则温里回阳，祛寒通脉之功尤著。六君子汤补益脾胃，固守中州，并能除阳虚水湿不化所生的痰饮。人参合附子，益气回阳以固脱；配五味子益气补心以生脉。麝香三厘，辛香走窜，通行十二经脉，与五味子之酸收配合，则散中有收，使诸药迅布周身，而无虚阳散越之弊。诸药相合，共收回阳生脉之效，俾厥回脉复而诸症自除。

【历代名医点评】

（1）此足三阴药也。寒中三阴，阴盛则阳微，故以附子、姜、桂辛热之药祛其阴寒，而以六君温补之药助其阳气。五味合人参可以生脉。加麝香者，通其窍也。（清·汪昂《医方集解》）

（2）此方治中寒之缓症则可，若云救急，则姜、附中又合六君、五味子，反令姜、附之性多所牵制，不如四逆汤为能斩关夺门也。（清·费伯雄《医方论》）

（3）少阴病下利脉微，甚则利不止，肢厥无脉，干呕心烦者，经方用白通加猪胆汁汤主之，然不及此方面面顾到。故俞氏每用之以奏功。揣其方义，虽仍以四逆汤加桂温补回阳为君，而以《千金》生脉散为臣者，以参能益气生脉，麦冬能续胃络脉绝，五味子能引阳归根也。佐以白术、二陈，健脾和胃，上止干呕，下止泻利。妙在更使以些许麝香，斩关直入，助参、附、姜、桂以速奏殊功，浅学者每畏其散气而不敢用，岂知麝香同冰片及诸香药用，固属散气，同参、术、附、桂、麦、味等温补收敛药用，但显其助气之功，而无散气之弊矣。此为回阳固脱，益气生脉之第一良方也。（清·何秀山《重订通俗伤寒论》）

泻下剂

大承气汤
《伤寒论》

【组成】大黄四两,酒洗　厚朴半斤　枳实五枚,炙　芒硝三合

【用法】以水一斗,先煮二物,取五升,去渣,内大黄,更煮取二升,去渣,内芒硝,更上微火一两沸,分温再服。得下,余勿服。

【主治】伤寒,若吐、若下后,不解,不大便五六日,上至十余日,日晡所发潮热,不恶寒,独语如见鬼状。若剧者,发则不识人,循衣摸床,惕而不安,微喘直视,脉弦者生,涩者死。微者,但发热谵语者,大承气汤主之。(东汉·张仲景《伤寒论》)

本方主治阳明腑实证。临床应用以日晡潮热,腹满硬痛,舌苔黄厚为辨证要点。

【组方思路】方中大黄味苦性寒,泻热通便,荡涤肠胃;芒硝助大黄泻热通便,并能软坚润燥;积滞内阻,则腑气不通,用枳实、厚朴行气散结,消痞除满,并助硝、黄荡涤积滞之力。

【历代名医点评】仲景自大柴胡以下,立三承气,多与少与,自有轻重之殊。勿拘于下不厌迟之说,应下之证,见下无结粪,以为下之早,或以为不应下之证,误投下药,殊不知承气本为逐邪而设,非专为结粪而设也。必俟其结粪,血液为热所搏,变症迭起,是犹养虎遗患,医之咎也。

大承气汤

大黄五钱　厚朴一钱　枳实一钱　芒硝三钱

水、姜，煎服，弱人减半，邪微者各复减半。

小承气汤

大黄五钱　厚朴一钱　枳实一钱

水、姜，煎服。

调胃承气汤

大黄五钱　芒硝二钱五分　甘草一钱

水、姜，煎服。

按：三承气汤功用仿佛。热邪传里，但上焦痞满者，宜小承气汤；中有坚结者，加芒硝软坚而润燥。病久失下，虽无结粪，然多黏腻结臭恶物，得芒硝则大黄有荡涤之能。设无痞满，惟存宿结，而有瘀热者，调胃承气宜之。三承气功效俱在大黄，余皆治标之品也。不耐汤药者，或呕或畏，当为细末，蜜丸汤下。

（明·吴有性《温疫论》）

生地黄汤
《备急千金要方》

【组成】生地黄三斤　大黄四两　大枣二枚　甘草一两　芒硝二合

【用法】上五味合捣令相得，蒸五升米下，熟绞汁，分再服。

【主治】治伤寒有热，虚羸少气，心下满，胃中有宿食，大便不利方。（唐·孙思邈《备急千金要方》）

本方主治饮食积滞兼气阴亏虚证。临床应用以宿食不消，大便不利，心下痞满，少气倦怠为辨证要点。

【组方思路】又于调胃承气方中加生地黄以滋血，兼取大枣以补脾气，而散心腹之邪也。（清·张璐《千金方衍义》）

槟芍顺气汤
《温疫论》

【组成】槟榔　芍药　枳实　厚朴　大黄

【用法】生姜煎服。

【主治】下痢脓血，更加发热而渴，心腹痞满，呕而不食，此疫痢兼证，最为危急……凡遇疫痢兼证者，在痢尤为吃紧，疫痢俱急者，宜槟芍顺气汤，诚为一举两得。（明·吴有性《温疫论》）

本方主治湿热下注，搏结气血证。临床应用以下痢频数，里急后重，兼舌苔黄为辨证要点。

【组方思路】方中槟榔行气导滞，芍药养血和营、缓急止痛。"行血则便脓自愈，调气则后重自除"，两药共为君药。枳实破气消积，厚朴下气除满，两药增强全方行气之力，助槟、芍行气活血，是为臣药。大黄苦寒沉降，合槟榔、芍药则活血行气之力彰，更可凭其泻下通腑之力，通导湿热积滞从大便而去，为佐使之药。诸药合用，气血调和，湿去热清，疫邪自除。

【历代名医点评】治下痢脓血，发热口渴，心腹痞满，呕而不食，此疫痢兼证，最为危急。夫疫邪之染于人也，踞于膜原，附近于胃，及其化也，或从表解，或从里解，随其所在而治之。此证下痢既见脓血，势不得不用因势利导之法。故方药与洁古芍药汤两相仿佛。槟榔、枳、朴，以行其气；大黄以荡其血，如是则便脓、后重均得蠲除。但疫毒最易耗阴，故加芍药以护其营阴。疫邪散漫，惟恐下不胜下，下之而仍不能尽除者，故于苦寒直下之中，复加生姜之辛温解散，通神辟恶，以搜散漫之邪，为之先导。倘痢愈而疫未尽瘥，再以治疫之法治之可也。（清·张秉成《成方便读》）

解毒承气汤
《伤寒瘟疫条辨》

【组成】白僵蚕酒炒，三钱　蝉蜕全，十个　黄连一钱　黄芩一钱　黄柏一钱　栀子一钱　枳实麸炒，二钱五分　厚朴姜汁炒，五钱　大黄酒洗，五钱　芒硝另入，三钱

【用法】水煎服。

【主治】治温病三焦大热，痞满燥实，谵语狂乱不识人，热结旁流，循衣摸床，舌卷囊缩，及瓜瓤、疙瘩瘟，上为痈脓，下血如豚肝，厥逆，脉沉伏者。（清·杨璿《伤寒瘟疫条辨》）

本方主治温病三焦热盛证。临床应用以壮热，大便秘结，或热结旁流为辨证要点。

【组方思路】本方是在大承气汤与升降散的基础上加减而成。温病三焦大热，则以大黄、芒硝、枳实、厚朴之大承气汤来峻下热结，通腑泄热。温毒上下流窜，则体内气机紊乱，故以升降散之僵蚕、蝉蜕两轻清之品，僵蚕以清化而升阳，蝉蜕以清虚而散火，俾气机复则邪气除；二者又可疏风散结，从而可以散火热郁结。黄芩、黄连清中上焦之热毒，黄柏祛下焦火热，栀子轻清，沟通上下三焦，清热凉血，助君药除热之功。

【历代名医点评】

（1）温病总计十五方。轻则清之，神解散、清化汤、芳香饮、大小清凉散、大小复苏饮、增损三黄石膏汤八方；重则泻之，增损大柴胡汤、增损双解散、加味凉膈散、加味六一顺气汤、增损普济消毒饮、解毒承气汤六方。而升降散，其总方也，轻重皆可酌用。（清·杨璿《伤寒瘟疫条辨》）

（2）陈三农治一人，患温热病十余日，身热面红，舌燥黑，呃逆日夜不止者三日。众医以脉迟无力，欲用丁附回阳热剂。陈以手按其胸腹，痛不可近，曰：脉微迟非元气虚，由邪热内实，

壅滞其脉而然也。用解毒承气汤，入甘遂末三分，下咽而燥热，片时去黑粪三四升，热退呃止而安。（清·魏之琇《续名医类案》）

宣白承气汤
《温病条辨》

【组成】生石膏五钱　生大黄三钱　杏仁粉二钱　瓜蒌皮一钱五分

【用法】水五杯，煮取二杯，先服一杯，不知再服。

【主治】喘促不宁，痰涎壅盛，右寸实大，肺气不降者。（清·吴瑭《温病条辨》）

本方主治痰热阻肺，腑有热结证。临床应用以身热，咳嗽，痰涎壅盛，胸闷喘促，腹满便秘，苔黄腻或黄滑，脉右寸实大为辨证要点。

【组方思路】其因肺气不降，而里证又实者，必喘促寸实，则以杏仁、石膏宣肺气之痹，以大黄逐肠胃之结，此脏腑合治法也。（清·吴瑭《温病条辨》）

方中生石膏清泄肺热，生大黄泻热通便，杏仁粉宣肺止咳，瓜蒌皮润肺化痰。诸药同用，使肺气宣降，腑气畅通，痰热得清，咳喘可止。

【历代名医点评】痰涎壅滞，右寸实大者，肺气不降，里证又实也，宣白承气汤主之。生石膏二钱五分，生大黄一钱五分，杏仁粉一钱，瓜蒌皮八分。（清·高秉钧《温病指南》）

桃仁承气汤
《温疫论》

【组成】大黄　芒硝　桃仁　当归　芍药　丹皮原书未标注剂量

【用法】水八杯，煮取三杯，先服一杯，得下止后服，不知再服。

【主治】胃实失下，至夜发热者，热留血分，更加失下，必致瘀血。初则昼夜发热，日晡益甚，既投承气，昼日热减，至夜独热者，瘀血未行也，宜桃仁承气汤。（明·吴有性《温疫论》）

本方主治热瘀互结证。临床应用以少腹坚满疼痛，大便色黑而易下，小便自利，神志如狂，口干，漱水不欲咽，舌绛或有瘀斑为辨证要点。

【组方思路】方以大黄泻热逐瘀通经；芒硝助大黄攻下泻热，软坚散结；桃仁、芍药、丹皮活血化瘀；当归养血活血。

【历代名医点评】少腹坚满，小便自利，夜热昼凉，大便闭，脉沉实者，蓄血也，桃仁承气汤主之。（清·吴瑭《温病条辨》）

肠痈秘方
《伤寒瘟疫条辨》

【组成】当归五钱　石蜡蚆五钱，蜜蜡也　白僵蚕白而直者　蝉蜕全，各二钱　天龙即蜈蚣也　川大黄各一钱　老蜘蛛二个，捉住放新瓦上，以酒盅盖定，外用炭火煅干存性

【用法】先用红藤一两许，以好酒二碗，煎一碗。午前一服，醉卧之。午后用紫花地丁一两许，亦如前煎服。服后痛必渐止为效，然后服后末药除根神妙。上共为末。每空心用酒调送一钱许，日逐渐服，自消。

【主治】凡肠痈生于小肚角，微肿而小腹阴痛不止者，是毒气不散，渐大内攻而溃，则成大患矣，急以此方治之。（清·杨璿《伤寒瘟疫条辨》）

本方主治热毒滞肠证。临床应用以肠痈初起，小腹痛为辨证要点。

【组方思路】方中红藤、紫花地丁清热解毒，消散痈肿，前者

尤为治肠痈之要药，以其尚能活血散瘀止痛，利于热瘀相搏肿块的消散；大黄苦寒攻下，泻热逐瘀，荡涤肠中湿热瘀结之毒；老蜘蛛微寒，有小毒，能治瘰疬结核，疗疔肿毒；天龙为蜈蚣之别名，辛温有毒，善于解毒散结，通络止痛，用于疮疡肿毒有良效；石蝎蚆（俗名映山红）能疗疬串、肠痈，疔肿诸毒；《本草衍义》载蝉蜕能疗"疔肿毒疮"；李时珍谓僵蚕可治"一切金疮、疔肿、风痔"等；当归养血活血，又可防攻毒泻下之品耗散阴血。诸药合用，适用于肠痈初起尚未成脓阶段，即景岳所谓"毒气不散渐大"，尚未"内功而溃"者。

开窍剂

安宫牛黄丸

《温病条辨》

【组成】牛黄一两　郁金一两　犀角（现用水牛角）一两　黄连一两　朱砂一两　梅片（冰片）二钱五分　麝香二钱五分　真珠（珍珠）五钱　山栀一两　雄黄一两　金箔衣　黄芩一两

【用法】上为极细末，炼老蜜为丸，每丸一钱，金箔为衣，蜡护。脉虚者人参汤下，脉实者银花、薄荷汤下，每服一丸。大人病重体实者，日再服，甚至日三服；小儿服半丸，不知，再服半丸。

【主治】温毒神昏谵语者，先与安宫牛黄丸、紫雪丹之属，继以清宫汤。（清·吴瑭《温病条辨》）

吸受秽湿，三焦分布，热蒸头胀，身痛呕逆，小便不通，神识昏迷，舌白，渴不多饮，先宜芳香通神利窍，安宫牛黄丸；续用淡渗分消浊湿，茯苓皮汤。（清·吴瑭《温病条辨》）

本方主治温毒属邪热内闭之证。临床应用以高热烦躁，神昏谵语，舌謇肢厥，舌红或绛，脉数有力为辨证要点。亦治中风昏迷。

【组方思路】方中牛黄苦凉，清心解毒，辟秽开窍；水牛角咸寒，清心凉血解毒；麝香芳香开窍醒神。三药相配，是为清心开窍、凉血解毒的常用组合，共为君药。臣以大苦大寒之黄连、黄芩、山栀清热泻火解毒，合牛黄、水牛角则清解心包热毒之力颇强；冰片、郁金芳香辟秽，化浊通窍，以增麝香开窍醒神之功。佐以雄黄助牛黄辟秽解毒；朱砂、珍珠镇心安神，以除烦躁不安。用炼蜜为丸，和胃调中为使药。原方以金箔为衣，取其重镇安神之效。本方清热泻火、凉血解毒与芳香开窍并用，但以清热解毒为主。

【历代名医点评】

（1）此芳香化秽浊而利诸窍，咸寒保肾水而安心体，苦寒通火腑而泻心用之方也。牛黄得日月之精，通心主之神。犀角主治百毒，邪鬼瘴气。真珠得太阴之精，而通神明，合犀角补水救火。郁金草之香，梅片木之香，雄黄石之香，麝香乃精血之香，合四香以为用，使闭固之邪热温毒深在厥阴之分者，一齐从内透出，而邪秽自消，神明可复也。黄连泻心火，栀子泻心与三焦之火，黄芩泻胆、肺之火，使邪火随诸香一齐俱散也。朱砂补心体，泻心用，合金箔坠痰而镇固，再合真珠、犀角为督战之主帅也。（清·吴瑭《温病条辨》）

（2）此方芳香化秽浊而利诸窍，咸寒保肾水而安心体，苦寒通火腑而泻心用，专治热陷包络，神昏谵语，兼治飞尸猝厥，五痫中恶，及大人、小儿痉厥之因于热者，多效。（清·何廉臣《重订通俗伤寒论》）

（3）安宫者，比万氏增进一层，较《局方》虽多羚羊角，而少珠粉、梅片。此方可兼治痰蒙，化秽利窍，保肾安心；治温暑、时邪挟痰浊内闭，口噤神昏，飞尸卒厥，五痫中恶，及痉厥之因于热者。惟市上恐药店不备，所以医家写者甚少。黄芩、黄连、黑栀苦降肝热，清理三焦。犀角、雄黄、郁金、梅片清营解热毒，开郁结。珍珠豁痰蒙，加辰砂、金箔安神魂，牛黄、麝香芳香开窍。温病热邪锢结一齐从内达外，邪秽自消，神明可复。（李畴人《医方概要》）

紫雪

苏恭方，录自《外台秘要》

【组成】黄金百两　寒水石三斤　石膏三斤　磁石三斤　滑石三

斤　玄参－斤　羚羊角五两，屑　犀角（现用水牛角）五两，屑　升麻－斤　沉香五两　丁香－两　青木香（现用木香）五两　甘草八两，炙

【用法】上十三味，以水一斛，先煮五种金石药，得四斗，去滓后内八物，煮取一斗五升，去滓。取硝石四升，芒硝亦可，用朴硝精者十斤投汁中，微火上煮，柳木篦搅，勿住手，有七升，投入木盆中，半日欲凝，内成研朱砂三两，细研麝香五分，内中搅调，寒之二日成霜雪紫色。病人强壮者，一服二分，当利热毒；老弱人或热毒微者，一服一分，以意节之。

【主治】疗脚气毒遍内外，烦热，口中生疮，狂易叫走，及解诸石草热药毒发，邪热卒黄等。瘴疫毒疠，卒死温疟，五尸五注，心腹诸疾，绞刺切痛，蛊毒鬼魅，野道热毒，小儿惊痫，百病最良方。（唐·王焘《外台秘要》）

本方主治热盛闭窍动风证。临床应用以高热烦躁，神昏谵语，痉厥，口渴唇焦，尿赤便闭，舌质红绛，苔黄燥，脉数有力或弦数为辨证要点。亦治小儿热盛惊厥。

【组方思路】方中石膏、滑石、寒水石清热泻火；羚羊角凉肝息风；犀角清心凉血解毒；升麻、玄参清热解毒；朴硝、硝石清热散结；麝香开窍醒神；木香、丁香、沉香宣通气机，以助开窍；朱砂、磁石、黄金重镇安神；炙甘草益气安中，调和诸药，并防寒凉伤胃之弊，为佐使药。

【历代名医点评】

（1）诸石利水火而通下窍。磁石、玄参补肝肾之阴，而上济君火。犀角、羚羊泻心、胆之火。甘草和诸药而败毒，且缓肝急。诸药皆降，独用一味升麻，盖欲降先升也。诸香化秽浊，或开上窍，或开下窍，使神明不致坐困于浊邪而终不克复其明也。丹砂色赤，补心而通心火，内含汞而补心体，为坐镇之用。诸药用气，硝独用质者，以其水卤结成，性峻而易消，泻火而散结也。（清·吴瑭《温病条辨》）

（2）此手足少阴、足厥阴阳明药也。寒水石、石膏、滑石、硝石以泻诸经之火，而兼利水为君；磁石、玄参以滋肾水而兼补阴为臣；犀角、羚羊以清心宁肝，升麻、甘草以升阳解毒，沉香、木香、丁香以温胃调气，麝香以透骨通窍，丹砂、黄金以镇惊安魂，泻心肝之热为佐使。诸药用气，硝独用质者，以其水卤结成，性峻而易消，以泻火而散结也。（清·汪昂《医方集解》）

（3）毒侵经腑，热闭神明，故狂越躁乱，心腹疼痛焉。此方驱降毒瘴，护心宁神，专治一切实火闭结证。即《千金》元霜，《局方》于紫雪方中参入甘草、丁香、朱砂三味，仍用紫雪之名，一方而兼两方之制，但此专主石药毒火。方中丁香一味，用方者审之。黄金本无气味，必铺中叶子曾经煅炼煮过，方有气味可用，此乃坠热、通关之剂，为火壅猝厥之方。（清·徐大椿《医略六书》）

至宝丹
《灵苑方》引郑感方，录自《苏沈良方》

【组成】生乌犀（现用水牛角） 生玳瑁 琥珀 朱砂 雄黄各一两 牛黄一分 龙脑（冰片）一分 麝香一分 安息香一两半，酒浸，重汤煮令化，滤过滓，约取一两净 金银箔各五十片

【用法】上丸如皂角子大，人参汤下一丸，小儿量减。

【主治】旧说主疾甚多，大体专疗心热血凝，心胆虚弱，喜惊多涎，眼中惊魇，小儿惊热，女子忧劳，血滞血厥，产后心虚怔忡尤效。（宋·苏轼、沈括《苏沈良方》卷五引自《灵苑方》）

本方主治痰热内闭心包证。临床应用以神昏谵语，身热烦躁，痰盛气粗，舌绛苔黄垢腻，脉滑数为辨证要点。亦治中风、中暑、小儿惊厥属于痰热内闭者。

【组方思路】方中麝香芳香开窍醒神；牛黄豁痰开窍，合犀角

（水牛角代）清心凉血解毒，共为君药。臣以安息香、冰片（龙脑）辟秽化浊，芳香开窍，与麝香同用，为治窍闭神昏之要品；玳瑁清热解毒，镇惊安神，可增强牛黄、犀角（水牛角代）清热解毒之力。由于痰热瘀结，痰瘀不去则热邪难清，心神不安，故佐以雄黄助牛黄豁痰解毒；琥珀助麝香通络散瘀而通心窍之瘀阻，并合朱砂镇心安神。原方用金银二箔，意在加强琥珀、朱砂重镇安神之力。

【历代名医点评】

（1）至宝丹，治心脏神昏，从表透里之方也。犀角、牛黄、玳瑁、琥珀，以有灵之品内通心窍；朱砂、雄黄、金银箔，以重坠之药安镇心神；佐以龙脑、麝香、安息香，搜剔幽隐诸窍。……故热入心包络，舌绛神昏者，以此丹入寒凉汤药中用之，能祛阴起阳，立展神明，有非他药之可及。若病起头痛而后神昏不语者，此肝虚魂升于顶，当以牡蛎救逆以降之，又非至宝丹之所能苏也。（清·王子接《绛雪园古方选注》）

（2）诸中卒倒，痰热闭遏，血气不能流利而神志失养，故寒热交错，神昏不语焉。生犀、玳瑁清心热以存阴，朱砂、琥珀散瘀结以安神，牛黄、雄黄燥湿豁痰，麝香、龙脑通窍开闭，金箔、银箔镇坠心热以安神明也。诸药为末，入安息膏丸，取其解热散结、通窍辟邪，为暴仆卒中，痰血闭结之方。调化用参汤、用童便、用姜汁，乃扶元、散瘀、降火、开痰之别使也。（清·徐大椿《医略六书》）

（3）此方会萃各种灵异，皆能补心体，通心用，除邪秽，解热结，共成拨乱反正之功。大抵安宫牛黄丸最凉，紫雪次之，至宝又次之。主治略同，而各有所长，临用对证斟酌可也。（清·吴瑭《温病条辨》）

（4）凡肝胆火炎，冲激犯脑，非此不可，洄溪所云必备之药。方下所谓诸痫急惊，卒中客忤，烦躁不眠，及伤寒狂语等症，方

后所谓卒中不语云云，无一非脑神经之病，投以是丸，皆有捷效。名以至宝，允无愧色。（清·张山雷《小儿药证直诀笺正》）

苏合香丸
《广济方》，录自《外台秘要》

【组成】吃力伽（白术）　光明砂（朱砂）　麝香　诃梨勒皮（诃子）　香附子　沉香　青木香（现用木香）　丁香　安息香　白檀香　荜茇　犀角（现用水牛角）各一两　熏陆香（乳香）　苏合香　龙脑香（冰片）各半两

【用法】上为极细末，炼蜜为丸，如梧桐子大。腊月合之，藏于密器中，勿令泄气。每朝用四丸，取井花水于净器中研破服。老小每碎一丸服之，冷水暖水，临时斟量。另取一丸如弹丸，蜡纸裹，绯袋盛，当心带之。

【主治】广济疗传尸骨蒸，殗殜肺痿，疰忤鬼气，卒心痛，霍乱吐痢，时气，鬼魅，瘴疟，赤白暴痢，瘀血月闭，痃癖疔肿，惊痫，鬼忤中人，吐乳，狐魅，吃力伽丸。（唐·王焘《外台秘要》卷13引自《广济方》）

本方主治寒闭证。临床应用以突然昏倒，不省人事，牙关紧闭，苔白，脉迟为辨证要点。亦治心腹卒痛，甚则昏厥，属寒凝气滞者。

【组方思路】方中苏合香、麝香、冰片、安息香芳香开窍，辟秽化浊，共为君药。臣以木香、香附、丁香、沉香、白檀香、乳香以行气解郁，散寒止痛，理气活血。佐以辛热之荜茇，温中散寒，助诸香药以增强驱寒止痛开郁之力；犀角（水牛角代）清心解毒，朱砂重镇安神，二者药性虽寒，但与大队温热之品相伍，则不悖温通开窍之旨；白术益气健脾、燥湿化浊，诃子收涩敛气，二药一补一敛，以防诸香辛散走窜太过，耗散真气。本方配伍特点是集诸芳香药于一方，既长于辟秽开窍，又可行气温中止痛，且散收兼顾，补敛并施。

【历代名医点评】

（1）病人初中风，喉中痰塞，水饮难通，非香窜不能开窍，故集诸香以利窍；非辛热不能通塞，故用诸辛为佐使。犀角虽凉，凉而不滞；诃黎虽涩，涩而生津。世人用此方于初中之时，每每取效。丹溪谓辛香走散真气，又谓脑、麝能引风入骨，如油入面，不可解也。医者但可用之以救急，慎毋令人多服也。（明·吴崑《医方考》）

（2）苏合香能通十二经络、三百六十五窍，故君之以名其方；与安息香相须，能内通脏腑。龙脑辛散轻浮，走窜经络，与麝香相须，能内入骨髓。犀角入心，沉香入肾，木香入脾，香附入肝，熏陆香入肺。复以丁香入胃者，以胃亦为一脏也。用白术健脾者，欲令诸香留顿于脾，使脾转输于各脏也。诸脏皆用辛香阳药以通之，独心经用朱砂寒以通之者，以心为火脏，不受辛热散气之品，当反佐之，以治其寒阻关窍，乃寒因寒用也。（清·王子接《绛雪园古方选注》）

（3）苏合香丸诸香凑合，白术健中，功专温中通窍，善开寒闭厥晕，为中风斩关夺门之将。独用犀角一味，为热因寒用之向导。白蜜润燥，朱砂安神，菖蒲通窍，酒以行其药力也。（清·徐大椿《医略六书》）

玉枢丹
《万氏秘传片玉心书》

【组成】山慈菇三两　红大戟一两半　千金子霜一两　五倍子三两　麝香三钱　雄黄一两　朱砂一两

【用法】上为细末，糯米糊作锭子，阴干。

【主治】一切饮食药毒，蛊毒瘴气，河豚、土菌、死牛马等毒：并用凉水磨服一锭，或吐或利即愈。痈疽发背、疔肿杨梅等一切恶疮、风疹、赤游、痔疮等：均用凉水或酒磨涂，日数次，立消。阴阳二毒，伤寒狂乱，瘟疫、喉痹、喉风：并用凉水入薄荷汁数匙化下。泄泻、下痢、霍乱、绞肠痧：用薄荷汤化下。中风、中气，口紧眼歪，五癫五痫，筋挛骨痛：并用暖酒化下。自缢、溺水死，心头微温者：用凉水磨灌之。传尸劳瘵：凉水化服，取下恶物虫积为妙。久近疟疾：将发时煎桃枝汤化服。女人经闭：红花酒化服。小儿惊风，五疳五痫：薄荷汤下。头痛头风：酒研贴两太阳穴上。诸腹鼓胀：麦芽汤下。风虫牙痛：酒磨涂之，亦吞少许。打仆损伤：松节煎汤下。烫火伤，毒蛇恶犬等一切虫兽伤：并用凉水磨涂仍服之。（宋·王璆《是斋百一选方》）

本方主治时疫痰阻窍闭之证。临床应用以脘腹胀闷疼痛，恶心呕吐，泄泻为辨证要点。亦治小儿痰厥。

【组方思路】方中麝香芳香利窍，行气止痛；雄黄祛秽解毒；千金子霜、红大戟逐痰消肿；山慈菇清热消肿；朱砂重镇宁神；五倍子涩肠止泻。总之，内服能祛秽解毒，开窍化痰，并有缓下降逆作用，可用治呕恶、泄泻之证；外敷有消肿散结，疗疮疖肿之效。

【历代名医点评】

（1）治痈疽恶疮、汤火蛇虫犬兽所伤，时行瘟疫，山岚瘴气，喉闭喉风，久病劳瘵；解菌蕈菰子。（宋·王璆《是斋百一选方》）

（2）解诸毒，疗诸疮，利关窍，通治百病。此药真能起死回生，当制十数万锭济人，奇效不可尽述。（明·龚廷贤《寿世保元》）

（3）此丹解诸毒，疗诸疮，利关窍，治百病，开顽痰，功过于牛黄。居家出外，不可无此。（明·孙文胤《丹台玉案》）

拨正散
《伤寒瘟疫条辨》

【组成】荜茇　雄黄_{精为上}　火硝_{各二钱}　冰片　麝香_{各五厘}

【用法】上为细末，男左女右，以筒吹入鼻中即苏。

【主治】专治杂气为病，阴阳毒，痧胀及一切无名恶证，并食厥、痰厥、气厥皆验。（清·杨璿《伤寒瘟疫条辨》）

本方主治疫病。临床应用以夏秋之季，接触疫气，腹痛闷乱为辨证要点。

【组方思路】方中荜茇辛热，除阴寒；雄黄解毒行滞；火硝精锐利行；麝香大开关窍，冰片解散炎蒸。

【历代名医点评】杂气中人之阳分为阳毒，中人之阴分为阴毒。凡中此者，不止面赤、吐脓血、咽喉痛、身痛，甚至心腹绞痛，大满大胀，通身脉络青紫，手足指甲色如靛叶，口噤牙紧，心中忙乱，一二日即死者……拨正散尤为奇方，男左女右，吹入鼻中，虽危必苏。（清·杨璿《伤寒瘟疫条辨》）

神犀丹
《温热经纬》

【组成】乌犀角尖_{磨汁，水牛角代}　石菖蒲　黄芩_{各六两}　真怀生地_{冷水洗净，津透，捣绞汁}　银花_{各一斤，如有鲜者，捣汁用者尤良}　粪清　连翘_{各十两}　板蓝根_{九两，无则以飞净青黛代之}　香豉_{八两}　玄参_{七两}　花粉　紫草_{各四两}

【用法】各生晒研细（忌用火炒），以犀角、地黄汁、粪清和捣为丸（切勿加蜜，如难丸可将香豉煮烂），每重三钱，凉开水化服，日二次，小儿减半。如无粪清，可加人中黄四两，研入。

【主治】温热暑疫诸病，邪不即解，耗液伤营，逆传内陷，痉厥昏狂，谵语发斑等证。但看病患舌色干光，或紫绛，或圆硬，或黑苔，皆以此丹救之。若初病即觉神情昏躁而舌赤口干者，是温暑直入营分。酷暑之时，阴虚之体，及新产妇人，患此最多。急须用此，多可挽回。切勿拘泥日数，误投别剂，以偾事也。兼治痘毒重，夹带紫斑危证。暨痘疹后，余毒内炽，口糜咽腐，目赤神烦诸证。（清·王孟英《温热经纬》）

本方主治疫邪扰乱三焦，热毒扰乱心神之证。临床应用以身大热，烦躁，甚则神昏谵语，抽搐，便血，溺短赤等症为辨证要点。

【组方思路】方中水牛角、生地、玄参、天花粉凉血护阴；银花、连翘、黄芩、粪清、板蓝根清热解毒；香豉、石菖蒲宣泄秽浊，防其浊邪上蒙；紫草凉血止血。心烦，尿赤去黄芩，加黄连、栀子引导疫毒下行。

【历代名医点评】时毒疠气，必应司天。癸丑太阴湿土气化运行，后天太阳寒水，湿寒合德，挟中运之火，流行气交，阳光不治，疫气乃行。故凡人之脾胃虚者，乃应其疠气，邪从口鼻皮毛而入。病从湿化者，发热目黄，胸满，丹疹，泄泻。当察其舌色，或淡白，或舌心干焦者，湿邪犹在气分，用甘露消毒丹治之。若壮热旬日不解，神昏谵语，斑疹，当察其舌，绛干光圆硬，津涸液枯，寒从火化，邪已入营矣，用神犀丹。（清·吴金寿《医效秘传》）

祛湿剂

五苓散
《伤寒论》

【组成】猪苓十八铢，去皮　泽泻一两六铢　茯苓十八铢　桂枝半两，去皮　白术十八铢

【用法】上五味，捣为散，以白饮和，服方寸匕，日三服，多饮暖水，汗出愈。如法将息。

【主治】太阳病，发汗后，大汗出，胃中干，烦躁不得眠，欲得饮水者，少少与饮之，令胃气和则愈。若脉浮，小便不利，微热消渴者，五苓散主之。（东汉·张仲景《伤寒论》）

发汗已，脉浮数，烦渴者，五苓散主之。（东汉·张仲景《伤寒论》）

中风发热，六七日不解而烦，有表里证，渴欲饮水，水入则吐者，名曰水逆，五苓散主之。（东汉·张仲景《伤寒论》）

霍乱，头痛，发热，身疼痛，热多，欲饮水者，五苓散主之；寒多，不用水者，理中丸主之。（东汉·张仲景《伤寒论》）

本方主治：①太阳蓄水证。症见小便不利，头痛发热，烦渴欲饮，水入即吐，苔白，脉浮。②水湿内停证。症见水肿，泄泻，小便不利。③痰饮内停证。症见脐下动悸，吐涎沫而头眩，或短气而咳。临床应用以小便不利，头痛发热，烦渴欲饮为辨证要点。

【组方思路】方中重用泽泻，直达肾与膀胱，利水渗湿，为君药。茯苓、猪苓淡渗利水，以增强泽泻利水渗湿之力，合而为臣。

白术健脾燥湿，促进运化，既可化水为津，又可输津四布；更用桂枝温通三焦阳气，内助膀胱气化，协渗利药以布津行水，兼散太阳经未尽之邪，共为佐药。制方以淡渗利水为主，辅佐以通阳化气，为温阳利水配伍之大要。五药相合，共奏温阳化气、行水利水之功。

【历代名医点评】

（1）五苓散，桂枝行经而发表，白术燥土而生津，二苓、泽泻行水而泻湿也。多服暖水，蒸泻皮毛，使宿水亦从汗散，表里皆愈矣。（清·黄元御《伤寒悬解》）

（2）湿温下利，脱肛，五苓散加寒水石主之（辛温淡复寒法），此急开支河，俾湿去而利自止……诸黄疸小便短者，茵陈五苓散主之。此黄疸气分实证，通治之方也。胃为水谷之海，营卫之源，风入胃家气分，风湿相蒸，是为阳黄；湿热流于膀胱，气郁不化，则小便不利，当用五苓散宣通表里之邪，茵陈开郁而清湿热。五苓散系苦辛温法，今茵陈倍五苓，乃苦辛微寒法。（清·吴瑭《温病条辨》）

（3）经曰：淡味渗泄为阳。二苓甘淡入肺而通膀胱为君，茯苓走气分，猪苓走血分，然必上行入肺，而后能下降入膀胱也；咸味涌泄为阴，泽泻甘咸入肾、膀胱，同利水道为臣；益土所以制水，故以白术苦温健脾去湿为佐；膀胱者津液藏焉，气化则能出矣，故以肉桂辛热为使。热因热用，引入膀胱以化其气，使湿热之邪，皆从小水而出也。（清·汪昂《医方集解》）

猪苓汤
《伤寒论》

【组成】 猪苓_{去皮} 茯苓 泽泻 阿胶 滑石_{各一两}

【用法】 上五味，以水四升，先煮四味，取二升，去滓，内阿胶烊消，温服七合，日三服。

【主治】渴而小便不利，少腹不可按，尺脉必数，四苓散、猪苓汤、六一散。汗、下后，身热已除而渴不止，余邪未尽也，宜将前所用药再作小剂以利之。（清·戴天章《广瘟疫论》）

本方主治阴虚有热，水热互结证。临床应用以小便不利，口渴，身热，舌红，脉细数为辨证要点。

【组方思路】方中以猪苓为君，取其归肾、膀胱经，专以淡渗利水。臣以泽泻、茯苓之甘淡，益猪苓利水渗湿之力，且泽泻性寒兼可泄热，茯苓尚可健脾以助运湿。佐入滑石之甘寒，利水、清热两彰其功；阿胶滋阴润燥，既益已伤之阴，又防诸药渗利重伤阴血。五药合方，利水渗湿为主，清热养阴为辅，体现了利水而不伤阴、滋阴而不碍湿的配伍特点。水湿去，邪热清，阴津复，诸症自除。血淋而小便不利者，亦可用本方利水通淋、清热止血。

【历代名医点评】

（1）仲景制猪苓一汤，以行阳明、少阴二经水热，然其旨全在益阴，不专利水。盖伤寒在表，最忌亡阳，而里虚又患亡阴。亡阴者，亡肾中之阴与胃中之津液也。故阴虚之人，不但大便不可轻动，即小水亦忌下通，倘阴虚过于渗利，津液不致耗竭乎？方中阿胶养阴，生新祛瘀，于肾中利水，即于肾中养阴。滑石甘滑而寒，于胃中去热，亦于胃家养阴。佐以二苓之淡渗者行之，既疏浊热，而又不留其瘀壅，亦润真阴，而不苦其枯燥，源清而流有不清者乎？顾太阳利水用五苓者，以太阳职司寒水，故急加桂以温之，是暖肾以行水也。阳明、少阴之用猪苓，以二经两关津液，特用阿胶、滑石以润之，是滋养无形以行有形也。利水虽同，寒温迥别，惟明者知之。（清·罗美《古今名医方论》）

（2）五者皆利水药，标其性之最利者名之，故曰猪苓汤，与五苓之用，其义天渊。五苓散治太阳入本，利水兼以实脾守阳，是通而固者也。猪苓汤治阳明少阴热结，利水复以滑窍育阴，是通而利者也。盖热邪壅闭劫阴，取滑石滑利三焦，泄热、救阴、淡渗之剂，唯恐重亡其阴，取阿胶即从利水中育阴，是滋养无形以行有形也，故仲景云：汗多胃燥，虽渴而里无热者，不可与也。

（清·王子接《绛雪园古方选注》）

木防己汤
《金匮要略》

【组成】木防己三两　石膏十二枚，鸡子大　桂枝二两　人参四两

【用法】上四味，以水六升，煮取二升，分温再服。

【主治】膈间支饮，其人喘满，心下痞坚，面色黧黑，其脉沉紧，得之数十日，医吐下之不愈，木防己汤主之；虚者即愈，实者三日复发，复与不愈者，宜木防己汤去石膏加茯苓芒硝汤主之。

（东汉·张仲景《金匮要略》）

本方主治膈间支饮。临床应用以喘满，心下痞坚，面色黧黑，脉沉紧为辨证要点。

【组方思路】木防己辛温，能散留饮结气，又主肺气喘满；石膏辛甘微寒，主心下逆气，清肺定喘；人参补心肺不足；桂枝辛热，通血脉，开结气。

【历代名医点评】

（1）木防己汤，治膈间支饮，其人喘满，心下痞坚。面色黧黑，脉沉紧者。以土湿胃逆，不能行水，故饮停于胸膈。胃逆而阻胆经之降路，故心下痞坚。胃逆而阻肺气之降路，故胸中喘满。人参、桂枝，补中而疏木；防己、石膏，泻水而清金也。汉防己泻经络之湿淫，木防己泻脏腑之水邪。凡痰饮内停，湿邪外郁，皮肤黑黄，膀胱热涩，手足挛急，关节肿痛之证，悉宜防己。

（清·黄元御《长沙药解》）

（2）木防己汤（《金匮》）：人膈中清虚如太空，然支饮之气

乘之，则满喘而痞坚，面色鳌黑，脉亦沉紧。得之数十日，医者吐之下之俱不愈，宜以此汤开三焦之结，通上下之气。木防己汤去石膏加茯苓芒硝汤（《金匮》）：前方有人参，吐下后水邪因虚而结者，服之即愈。若水邪实结者，虽愈而三日复发，又与前方不应者，故用此汤去石膏之寒，加茯苓直输水道，芒硝峻开坚结也。又此方与小青龙汤，治吼喘病甚效。（清·陈修园《医学三字经》）

藿香正气散
《太平惠民和剂局方》

【组成】大腹皮　白芷　紫苏　茯苓去皮，各一两　半夏曲　白术　陈皮去白　厚朴去粗皮，姜汁炙　苦桔梗各二两　藿香去土，三两　甘草炙，二两半

【用法】上为细末，每服二钱，水一盏，姜三片，枣一枚，同煎至七分，热服，如欲出汗，衣被盖，再煎并服。

【主治】治伤寒头疼，憎寒壮热，上喘咳嗽，五劳七伤，八般风痰，五般膈气，心腹冷痛，反胃呕恶，气泄霍乱，脏腑虚鸣，山岚瘴疟，遍身虚肿；妇人产前、产后，血气刺痛；小儿疳伤，并宜治之。（宋《太平惠民和剂局方》）

本方主治外感风寒，内伤湿滞证。临床应用以恶寒发热，头痛，胸膈满闷，脘腹疼痛，恶心呕吐，肠鸣泄泻，舌苔白腻，以及山岚瘴疟等为辨证要点。

【组方思路】方中藿香为君，既以其辛温之性而解在表之风寒，又取其芳香之气而化在里之湿浊，且可辟秽和中而止呕，为治霍乱吐泻之要药。半夏曲、陈皮理气燥湿，和胃降逆以止呕；白术、茯苓健脾运湿以止泻，共助藿香内化湿浊而止吐泻，俱为臣药。湿浊中阻，气机不畅，故佐以大腹皮、厚朴行气化湿，畅

中行滞，且寓气行则湿化之义；紫苏、白芷辛温发散，助藿香外散风寒，紫苏尚可醒脾宽中，行气止呕，白芷兼能燥湿化浊；桔梗宣肺利膈，既益解表，又助化湿；煎用生姜、大枣，内调脾胃，外和营卫。使以甘草调和药性，并协姜、枣以和中。诸药合用，外散风寒与内化湿滞相伍，健脾利湿与理气和胃共施，使风寒外散，湿浊内化，气机通畅，脾胃调和，清升浊降，则霍乱自已。感受山岚瘴气及水土不服者，亦可以本方辟秽化浊，和中悦脾而治之。

【历代名医点评】

（1）此手太阴、足阳明药也。藿香辛温，理气和中，辟恶止呕，兼治表里为君。苏、芷、桔梗散寒利膈，佐之以发表邪；厚朴、大腹行水消满，橘皮、半夏散逆除痰，佐之以疏里滞。苓、术、甘草益脾去湿，以辅正气为臣使也。正气通畅，则邪逆自除矣。（清·汪昂《医方集解》）

（2）内伤、外感而成霍乱者，此方主之。内伤者调其中，藿香、白术、茯苓、陈皮、甘草、半夏、厚朴、桔梗、大腹皮，皆调中药也，调中则能正气于内矣；外感者疏其表，紫苏、白芷，疏表药也，疏表则能正气于外矣。若使表无风寒，二物亦能发越脾气，故曰正气。（明·吴崑《医方考》）

（3）夫四时不正之气，与岚瘴、疟疾等证无不皆由中气不足者、方能受之，而中虚之人，每多痰滞，然后无形之气挟有形之痰，互结为患。故此方以白术、甘草补土建中者，即以半夏、陈皮、茯苓化痰祛湿继之。但不正之气从口鼻而入者居多，故复以桔梗之宣肺，厚朴之平胃，以鼻通于肺，而口达乎胃也。藿香、紫苏、白芷，皆为芳香辛散之品，俱能发表宣里，辟恶祛邪。大腹皮独入脾胃，行水散满，破气宽中。加姜、枣以和营卫，致津液，和中达表。如是则邪有不退，气有不正者哉？（清·张秉成《成方便读》）

和解散

《太平惠民和剂局方》

【组成】厚朴 去粗皮，姜汁炙　陈皮 洗，各四两　藁本　桔梗　甘草 各半斤　苍术 去皮，一斤

【用法】上同为粗末。每服三钱，水一盏半，入生姜三片，枣二枚，煎至七分，不计时候，热服。

【主治】治男子、妇人四时伤寒头痛，憎寒壮热，烦躁自汗，咳嗽吐痢。（宋《太平惠民和剂局方》）

本方主治四时伤寒头痛，憎寒壮热，烦躁自汗，咳嗽吐痢。临床应用以头痛，憎寒，壮热，烦躁，汗出，咳嗽痰多，腹痛吐泻，舌苔厚腻为辨证要点。

【组方思路】方中重用苍术为君药，其味辛苦性温燥，归脾胃二经，外能祛风散寒，内能燥湿散湿，香烈以化其浊，为燥湿运脾之要药。《本草正义》记载："凡湿困脾阳……非茅术芳香猛烈，不能开泄。而脾家郁湿，茅术一味，最为必需之品。"厚朴为臣，其辛苦性温，行气化湿，消胀除满，与苍术相伍，燥湿以运脾，行气以化湿；藁本辛温，能祛风散寒除湿，长于发太阳经寒邪，善治风寒夹湿之巅顶头痛，二者共为臣药。陈皮行气化滞，燥湿醒脾，既助苍术燥湿运脾，又助厚朴行气化滞；煎加生姜、大枣调和脾胃，以助健运，为佐药。桔梗载药上行入肺；甘草甘缓和中，调和诸药，二者共佐使。

【历代名医点评】

（1）今回头瘴者，盖是先受广中之气，复感外方之气，冷热相忤，寒暄不调，遂作阴阳相搏之疾，须度时候之寒热，量元气之厚薄。如出岭于孟冬时者，广尚多暄而少寒，或转北风，或有暴冷。若届途之际，宜服和解散、神术散之类，和脾胃以逐风邪。及至外方，则天寒地冻，将及境之际，可服正气散、人参养胃汤

之类。（明·张介宾《景岳全书》）

（2）舌见黄苔而中有斑者，此身有斑也，化斑汤合解毒汤；无斑者，大承气汤主之；若见小黑点，是邪将入脏也，调胃承气汤下之，次进和解散，十救四五也。（清·林之翰《四诊抉微》）

藿朴夏苓汤
《医原》

【组成】藿香二钱　半夏钱半　赤苓三钱　杏仁三钱　生薏苡仁四钱　白蔻仁一钱　通草一钱　猪苓三钱　淡豆豉三钱　泽泻钱半　厚朴一钱

【用法】水煎服。

【主治】湿气内蕴，氤氲浊腻，面色混浊如油，口气浊腻不知味，或生甜水，舌苔白腻，以及膜原邪重，舌苔满布，厚如积粉，板贴不松，脉息模糊不清，或沉细似伏，断续不匀，神多沉困嗜睡者。（清·石芾南《医原》）

本方主治湿温初起证。临床应用以身热恶寒，肢体倦怠，胸闷，舌苔薄白腻，脉濡缓为辨证要点。

【组方思路】本方治法总以轻开肺气为主，药宜体轻而味辛淡，辛如杏仁、蔻仁、半夏、厚朴、藿香、淡豆豉，淡如薏苡仁、通草、茯苓、猪苓、泽泻之类启上闸，开支河，导湿下行以为出路。以藿香、淡豆豉芳香辛散，疏邪解表，化湿和中；厚朴、半夏、白蔻仁燥湿行气，宽中醒脾；杏仁轻开肺气于上，使气化湿行；茯苓、薏苡仁、猪苓、泽泻淡渗利湿于下，使水道通畅，邪有去路。诸药合用，可使表里之湿内外分解。

【历代名医点评】湿浊滞于中焦，非芳香化浊和燥湿醒脾之品，不能振奋已困脾阳，祛除黏腻湿浊。故方用香豉、藿香、白豆蔻芳化，宣通肺卫以疏表湿，使阳不内郁，则身热自解；藿香、白豆蔻、厚朴芳香化湿；厚朴、半夏燥湿运脾，使脾能运化水湿，不为湿邪所困，则胸闷、肢倦、苔滑、白腻等症即愈。再用杏仁开泄肺气于上，使肺气宣降，则水道自调；茯苓、猪苓、泽泻、薏苡仁淡渗利湿于下，使水道畅通，则湿有去路，共奏开源节流之功。全方用药照顾到了上中下三焦，以燥湿芳化为主，开宣肺气，淡渗利湿为辅，与三仁汤结构略同，而利湿作用过之。身热是阳气郁结之象，宣散即解，所以名为湿温却无清热之品。（陈潮祖《中医治法与方剂》）

三仁汤

《温病条辨》

【组成】杏仁五钱　飞滑石六钱　白通草二钱　白蔻仁二钱　竹叶二钱　厚朴二钱　生薏苡仁六钱　半夏五钱

【用法】甘澜水八碗，煮取三碗，每服一碗，日三服。

【主治】头痛恶寒，身重疼痛，舌白不渴，脉弦细而濡，面色淡黄，胸闷不饥，午后身热，状若阴虚，病难速已，名曰湿温。汗之则神昏耳聋，甚则目瞑不欲言，下之则洞泄，润之则病深不解，长夏深秋冬日同法，三仁汤主之。（清·吴瑭《温病条辨》）

本方主治湿温初起及暑温夹湿之湿重于热证。临床应用以头痛恶寒，身重疼痛，肢体倦怠，面色淡黄，胸闷不饥，午后身热，苔白腻不渴，脉弦细而濡为辨证要点。

【组方思路】方中杏仁宣利上焦肺气，气行则湿化；白蔻仁芳香化湿，行气宽中，畅中焦之脾气；薏苡仁甘淡性寒，渗湿利水而健脾，使湿热从下焦而去。三仁合用，三焦分消，是为君药。滑石、通草、竹叶甘寒淡渗，加强君药利湿清热之功，是为臣药。半夏、厚朴行气化湿，散结除满，是为佐药。综观全方，体现了宣上、畅中、渗下，三焦分消的配伍特点，气畅湿行，暑解热清，三焦通畅，诸症自除。

【历代名医点评】

（1）头痛恶寒，身重疼痛，有似伤寒，脉弦濡，则非伤寒矣。舌白不渴，面色淡黄，则非伤暑之物偏于火者矣。胸闷不饥，湿闭清阳道路也。午后身热，状若阴虚者，湿为阴邪，阴邪自旺于阴分，故与阴虚同一午后身热也。湿为阴邪，自长夏而来，其来有渐，且其性氤氲黏腻，非若寒邪之一汗而解，温热之一凉则退，故难速已。世医不知其为湿温，见其头痛恶寒身重疼痛也，以为伤寒而汗之，汗伤心阳，湿随辛温发表之药蒸腾上逆，内蒙心窍则神昏，上蒙清窍则耳聋目瞑不言。见其中满不饥，以为停滞而大下之，误下伤阴，而重抑脾阳之升，脾气转陷湿邪乘势内渍，故洞泄。见其午后身热，以为阴虚而用柔药润之，湿为胶滞阴邪，再加柔润阴药，二阴相合，同气相求，遂有锢结而不可解之势。惟以三仁汤轻开上焦肺气，盖肺主一身之气，气化则湿亦化也。（清·吴瑭《温病条辨》）

（2）杏仁、蔻仁、厚朴、半夏之苦辛，开泄上、中焦之湿热而除满开痞；滑石、通草、薏仁、淡竹叶之甘淡，分渗以宣利下焦，使湿热从小便而化。甘澜水，以活水置器内，杓扬数百遍，取甘淡轻扬不助肾邪，速于下降耳。此乃苦辛淡宣利三焦湿热之留痹者也。（李畴人《医方概要》）

（3）三仁汤为湿温证的通用方。它的配合，用杏仁辛宣肺气，以开其上；蔻仁、厚朴、半夏苦辛温通，以降其中；苡仁、通草、滑石淡渗湿热，以利其下。虽然三焦兼顾，其实偏重中焦。（秦伯未《谦斋医学讲稿》）

茵陈汤
《温疫论》

【组成】 茵陈一钱　山栀二钱　大黄五钱

【**用法**】水、姜煎服。

【**主治**】疫邪传里，遗热下焦，小便不利，邪无输泄，经气郁滞，其传为疸，身目如金者，宜茵陈汤。(明·吴有性《温疫论》)

本方主治湿热黄疸。临床应用以身目黄色鲜明，小便不利，舌苔黄腻，脉沉数或滑数有力为辨证要点。

【**组方思路**】方中茵陈苦辛微寒，清热利湿，为"治疸退黄之专药"。小便不利，湿邪内停，发为黄疸。而小便不利，为胃热下移膀胱所致。黄疸为标，则小便不利为本；小便不利为标，则胃中实热为本。故用栀子清热降火，通利三焦，予湿热以出路，从小便而解；用大量大黄，泄热逐瘀，清阳明胃火。三药合用，利湿泄热，热去湿退，黄疸自消。

【**历代名医点评**】

（1）茵陈为治疸退黄之专药，今以病证较之，黄因小便不利，故用山栀除小肠屈曲之火，瘀热既除，小便自利。当以发黄为标，小便不利为本。及论小便不利，病原不在膀胱，乃系胃家移热，又当以小便不利为标，胃实为本。是以大黄为专功，山栀次之，茵陈又其次也。设去大黄而服山栀、茵陈，是忘本治标，鲜有效矣。或用茵陈五苓，不惟不能退黄，小便间亦难利。(明·吴有性《温疫论》)

（2）太阳阳明俱有发黄症，但头汗而身无汗，则热不外越，小便不利，则热不下泄，故瘀热在里而渴饮水浆。然黄有不同，症在太阳之表，当汗而发之，故用麻黄连翘赤豆汤，为凉散法；症在太阳阳明之间，当以寒胜之，用栀子柏皮汤，乃清火法；症在阳明之里，当泻之于内，故立本方，是逐秽法。茵陈秉北方之色、经冬不凋，傲霜凌雪，历遍冬寒之气，故能除热邪留结。佐栀子以通水源，大黄以除胃热，令瘀热从小便而泄，腹满自减，肠胃无伤。仍合"引而竭之"之义，亦阳明利水之奇法也。(清·柯琴《伤寒附翼》)

甘露消毒丹
《医效秘传》

【组成】飞滑石_{十五两} 淡黄芩_{十两} 绵茵陈_{十一两} 石菖蒲_{六两} 川贝母 木通_{各五两} 藿香 连翘 白蔻仁 薄荷 射干_{各四两}

【用法】生晒研末，每服三钱，开水调下，或神曲糊丸，如弹子大，开水化服亦可。

【主治】时毒疠气，邪从口鼻皮毛而入，病从湿化者，发热目黄，胸满，丹疹，泄泻，其舌或淡白，或舌心干焦，湿邪犹在气分者，用甘露消毒丹治之。（清·叶桂《医效秘传》）

本方主治湿温时疫，邪在气分，湿热并重证。临床应用以发热倦怠，胸闷腹胀，肢酸咽痛，身目发黄，颐肿口渴，小便短赤，泄泻淋浊，舌苔白或厚腻或干黄，脉濡数或滑数为辨证要点。

【组方思路】方中重用滑石、茵陈、黄芩，其中滑石利水渗湿，清热解暑，两擅其功；茵陈善清利湿热而退黄；黄芩清热燥湿，泻火解毒。三药相合，正合湿热并重之病机，共为君药。湿热留滞，易阻气机，故臣以石菖蒲、藿香、白豆蔻行气化湿，悦脾和中，令气畅湿行；木通清热利湿通淋，导湿热从小便而去，以益其清热利湿之力。热毒上攻，颐肿咽痛，故佐以连翘、射干、贝母、薄荷，合以清热解毒，散结消肿而利咽止痛。纵观全方，利湿清热，两相兼顾，且以芳香行气悦脾，寓气行则湿化之义；佐以解毒利咽，令湿热疫毒俱去，诸症自除。

【历代名医点评】

（1）此治湿温、时疫之主方也。《六元正纪》五运分步，每年春分后十三日交二运微，火旺，天乃渐温；芒种后十日，交三运宫，土旺，地乃渐湿。温湿蒸腾，更加烈日之暑，烁石流金，人在气交之中，口鼻吸受其气，留而不去，乃成湿温疫疠之病，而为发热倦怠，胸闷腹胀，肢酸咽肿，斑疹身黄，颐肿口渴，溺赤便闭，吐泻疟痢，淋浊疮疡等证。但看病人舌苔淡白或厚腻或干黄者，是暑湿热疫之邪尚在气分，悉以此丹治之立效，并主水土不服诸病。（清·王孟英《温热经纬》）

（2）此方治湿热郁蒸，挟秽浊搏于气分，原书所叙症象，发热，目黄，胸满，丹疹，泄泻，此为共同症，再查其舌色，或淡白，或舌心干焦者，用此方。此方滑石、茵陈、木通，皆利湿药；薄荷、藿香、菖蒲、蔻仁、射干、神曲，均芳香通利，疏里宣外。黄芩清热，贝母豁痰。加连翘者，症见丹疹，虽在气分为多，而一部分已袭营分也。此方较普济消毒饮尤为清超，彼侧重通外，此侧重清内；彼为清中之浊，此为清中之清。细译方制，微苦而不大苦，清利而不燥利，举重若轻，妙婉清灵，迥非庸手所能企及。普济方通外，而不遗清内；本方清内，而不遗通外，学者深维其所以然之故，则因应咸宜，头头是道矣。（冉小峰《历代名医良方注释》）

（3）方中黄芩清热燥湿，连翘、射干清热解毒，茵陈、滑石、木通清利湿热，藿香、石菖蒲、白豆蔻、茵陈皆芳香之品，有化湿辟秽之功。湿热蕴蒸，易生痰浊故用川贝母以清化热痰，薄荷配连翘轻清宣透，疏通气机，透达热邪。诸药配伍，芳香化湿辟秽，淡渗分利湿热，寒凉清热解毒。感受湿热秽浊之邪，用之多可获效。（赵绍琴《温病纵横》）

四苓散
《丹溪心法》

【组成】白术　茯苓　猪苓各一两半　泽泻二两半

【用法】四味共为末，水煎服。

【主治】渴而小便不利，少腹不可按，尺脉必数，四苓散、猪苓汤、六一散。汗、下后，身热已除而渴不止，余邪未尽也，宜

将前所用药再作小剂以利之。(清·戴天章《广瘟疫论》)

本方主治脾胃虚弱，水湿内停证。临床应用以小便赤少，大便溏泄为辨证要点。

【组方思路】方中重用泽泻为君，以其甘淡，直达肾与膀胱，利水渗湿。臣以茯苓、猪苓之淡渗，增强其利水渗湿之力。佐以白术、茯苓健脾以运化水湿。诸药相伍，甘淡渗利为主，佐以温阳化气，使水湿之邪从小便而去。

【历代名医点评】本方去桂，名四苓散。李东垣曰：无恶寒证，不可用桂。周扬俊曰：五苓为渴而小便不利者设，若不渴则茯苓甘草汤足矣，若但渴则四苓足矣。(清·汪昂《医方集解》)

益元散
《广瘟疫论》

【组成】滑石_{六钱}　甘草_{一钱}　朱砂

【用法】研细末，井水或灯心汤调。

【主治】时疫初起在表时，头痛、发热、小便不利者，热入膀胱也，益元散主之，四苓散、猪苓汤皆可用。(清·戴天章《广瘟疫论》)

本方主治暑热夹湿证。临床应用以心悸怔忡，失眠多梦为辨证要点。

【组方思路】方中滑石甘淡性寒，体滑质重，既可清解暑热，以治暑热烦渴，又可通利水道，使三焦湿热从小便而泄，以除暑湿所致的小便不利及泄泻，故用以为君。生甘草甘平偏凉，能清热泻火，益气和中，与滑石相伍，一可甘寒生津，使利小便而津液不伤；二可防滑石之寒滑重坠以伐胃，为臣药。朱砂甘寒入心，镇静安神，为佐使之药。全方合用，利肾膀湿热，清心中邪热，心神得安，诸症得消。

【**历代名医点评**】加辰砂号益元散，渗泄而不损元气，故曰
"益元"。（清·王泰林《退思集类方歌注》）

燃照汤
《随息居重订霍乱论》

【**组成**】飞滑石四钱　香豉炒，三钱　焦栀二钱　黄芩酒炒　省头草
（佩兰）各一钱五分　制厚朴　制半夏各一钱

【**用法**】入水去滓，研入白蔻仁八分，温服。苔腻而厚者，去
白蔻加草果仁一钱，煎服。

【**主治**】诸郁之发，必从热化。土郁者，中焦湿盛，而升降
之机乃窒。其发也，每因吸受暑秽，或饮食停滞，遂至清浊相干，
乱成顷刻，而为上吐下泻。治法，如燃照汤，宣土郁而分阴阳。
（清·王孟英《随息居重订霍乱论》）

本方主治暑秽挟湿，霍乱吐下，脘痞烦渴，外显恶寒肢冷者。
临床应用以发热较重，即见暴吐暴泻，甚则呕吐如喷，吐出酸腐
物，夹有食物残渣，泻下物热臭，呈黄水样，甚如米泔水，头身
疼痛，烦渴，脘痞，腹中绞痛阵作，小便黄赤灼热，舌苔黄腻，
脉濡数；甚或转筋，肢冷腹痛，目陷，脉伏为辨证要点。

【**组方思路**】方以黄芩、山栀、滑石清热解毒利湿；佩兰、半
夏、厚朴、白蔻仁、豆豉芳香辟秽化浊。本方对吐利较甚者用之
颇佳。

【**历代名医点评**】

（1）吐泻交作，勃然而起，其远因为肠胃本不清肃，一旦伤
食、伤暑或感冒风寒，清浊之气，交乱于中，遂为引动。此证腹
中胃脘大都作痛，痛一阵则泻一阵，复吐一阵，由于伤食者，腹
中坚硬绕痛，频泻则渐减，治宜行滞化积，升清降浊，用冲和汤；
由于伤暑者，泻利多水，身体发热，暑必夹湿，治宜暑湿兼顾，

用燃照汤。（吴克潜《儿科要略》）

（2）燃照汤治暑秽挟湿霍乱，吐下脘痞，烦渴，恶寒肢冷。（吴克潜《儿科要略》）

连朴饮
《随息居重订霍乱论》

【组成】制厚朴二钱　川连姜汁炒　石菖蒲　制半夏各一钱　香豉　焦栀各三钱　芦根二两

【用法】水煎温服。

【主治】湿热蕴伏而成霍乱，兼能行食涤痰。（清·王孟英《随息居重订霍乱论》）

本方主治湿热霍乱。临床应用以吐泻烦闷，小便短赤，舌苔黄腻，脉滑数为辨证要点。

【组方思路】方中黄连清热燥湿，厚朴行气化湿，共为君药。石菖蒲芳香化湿而悦脾，半夏燥湿降逆而和胃，增强君药化湿和胃止呕之力，是为臣药。山栀、豆豉清宣胸脘之郁热；芦根性甘寒质轻，清热和胃，除烦止呕，生津行水，皆为佐药。诸药相合，清热祛湿，理气和中，清升浊降，则湿热去、脾胃和而吐泻止。

【历代名医点评】

（1）本证属湿热并重，治疗宜清热与燥湿并行。方中黄连、栀子苦寒，清热泻火燥湿。厚朴、半夏、石菖蒲三药相配，苦温与辛温并用，辛苦开泄，燥湿化浊。半夏又有和胃降逆止呕之功。豆豉宣郁透热，芦根清热生津。诸药配伍，为燥湿清热之良方。（赵绍琴《温病纵横》）

（2）霍乱吐利为本方主证，湿热内蕴为本证病机，而胸脘痞闷，舌苔黄腻，小便短赤，则为湿热的诊断依据。湿热之邪蕴伏中焦，脾胃升降之机失常，遂致胃浊不降而呕，脾不升清而泻，清浊相干而吐泻交作。治法不在止泻止吐，惟求湿热一清，脾胃得和。则诸证自愈。方中用黄连、山栀清热解毒，苦寒燥湿；厚朴、半夏燥湿行滞；菖蒲、香豉芳香化浊；芦根宣肺祛湿，清热生津。合用以成清热燥湿，理气化浊之功。（冉小峰《历代名医良方注释》）

（3）本方所治的霍乱吐泻，乃因湿热蕴中，脾胃升降失调，清浊相混所致。方以连、朴为君，前者性味苦寒，苦能燥湿，寒能清热；后者药性苦温，苦能化湿，温能行气，二者合用，共奏清热化湿，行气和中之效。配伍山栀清热利湿，协黄连以加强清热之力；半夏燥湿化浊，降逆止呕，助厚朴以增强化湿之功，均为臣药，佐以石菖蒲、淡豆豉芳香化湿，芦根清热利湿。方中辛开苦降，温清并用，使湿热得清，脾胃调和，清升浊降，吐泻即止。本方与甘露消毒丹能清热化湿，治疗湿热之证，但本方常用于湿热蕴阻中焦的病证，而甘露消毒丹的范围较广，上焦的咽痛、颐肿，中焦的胸闷、腹胀、吐泻，下焦的淋浊等证，均可应用。（李飞《中医历代方论选》）

三石汤
《温病条辨》

【组成】飞滑石三钱　生石膏五钱　寒水石三钱　杏仁三钱　竹茹炒，二钱　银花三钱，花露更妙　金汁一酒杯，冲　白通草二钱

【用法】水五杯，煮成二杯，分二次温服。

【主治】暑温蔓延三焦，舌滑微黄，邪在气分者，三石汤主之。（清·吴瑭《温病条辨》）

本方主治暑湿弥漫三焦，热重于湿之证。临床应用以高热，汗出，喘咳，脘痞，腹胀，舌红苔黄滑，脉滑数为辨证要点。

【组方思路】方以杏仁、竹茹宣开上焦气机，清化肺中痰热；

石膏清泄中焦；寒水石、滑石、通草清利下焦；并合银花、金汁涤暑解毒，共奏清宣三焦暑湿之效。

【历代名医点评】此微苦辛寒兼芳香法也。盖肺病治法，微苦则降，过苦反过病所，辛凉所以清热，芳香所以败毒而化浊也。按三石，紫雪丹中之君药，取其得庚金之气，清热退暑利窍，兼走肺胃者也；杏仁、通草为宣气分之用，且通草直达膀胱，杏仁直达大肠；竹茹以竹之脉络，而通人之脉络；金汁、银花，败暑中之热毒。（清·吴瑭《温病条辨》）

缩脾饮
《太平惠民和剂局方》

【组成】缩砂仁　乌梅肉净　草果煨，去皮　甘草炙，各四两　干葛锉　白扁豆去皮，炒，各二两

【用法】上㕮咀。每服四钱，水一大碗，煎八分，去滓，以水沉冷服以解烦，或欲热欲温，并任意服。代熟水饮之极妙。

【主治】本方解伏热，除烦渴，消暑毒，止吐利。霍乱之后服热药大多致烦躁者，并宜服之。临床应用以正值暑季，内有伏热，又伤寒湿，烦渴，吐利为辨证要点。

【组方思路】此足太阴、阳明药也。暑必兼湿，而湿属脾土，暑湿合邪，脾胃病矣。故治暑必先去湿。砂仁、草果，辛香温散，利气快脾，消酒食而散湿；扁豆专解中宫之暑而渗湿；（湿盛则津不生而渴。）葛根能升胃中清阳而生津；（风药多燥，惟葛根能生津。）乌梅清热解渴；甘草补土和中。（清·汪昂《医方集解》）

【历代名医点评】

（1）暑月病初起，但恶寒，面黄，口不渴，神倦，四肢懒，脉沉弱，腹痛下利，湿困太阴之阳。宜仿缩脾饮、冷香饮子，甚则大顺散、来复丹等法。暑月为阳气外泄，阴液内耗之时，故热

邪伤阴。阳明灼烁，宜清宜滋；太阴告困，宜温宜散。古法最详，医者鉴诸。（清·薛雪《湿热病篇》）

（2）中暍是阳证，中暑是阴证。脉沉弱者，切不可用寒凉药。伏热伤冷，缩脾饮、冷香饮子皆可浸冷服之。（元·朱震亨《丹溪心法》）

祛痰剂

小半夏加茯苓汤
《金匮要略》

【组成】半夏一升　生姜半斤　茯苓三两，一法四两

【用法】上三味，以水七升，煮取一升五合，分温再服。

【主治】卒呕吐，心下痞，膈间有水，眩悸者，小半夏加茯苓汤主之。（东汉·张仲景《金匮要略》）

本方主治水饮中阻证。临床应用以呕吐，胃脘痞满，头眩，心悸，脉弦滑为辨证要点。

【组方思路】半夏、生姜行水气而散逆气，能止呕吐；茯苓宁心气而泄肾邪，能利小便。火因水而下行，则悸眩止而痞消矣。

【历代名医点评】

（1）两太阴暑温，咳而且嗽，咳声重浊，痰多不甚渴，渴不多饮者，小半夏加茯苓汤再加厚朴，杏仁主之（辛温甘淡法）。既咳且嗽，痰涎复多，咳声重浊，重浊者土音也，其兼足太阴湿土可知。不甚渴，渴不多饮，则其中之有水可知，此暑温而兼水饮者也。故以小半夏加茯苓汤，蠲饮和中；再加厚朴、杏仁，利肺泻湿，预夺其喘满之路；水用甘澜，取其走而不守也。（清·吴瑭《温病条辨》）

（2）呕吐而曰卒，卒字讵容忽过，呕吐由于卒致，则必膈间本无宿水，或因清阳偶弛，饮停不化，遂胃逆而为呕吐。脾固无恙，无虑其虚。以姜夏宣阳降逆于上，茯苓利水于下，足以疗之而有余。（清·周岩《本草思辨录》）

小陷胸汤
《伤寒论》

【组成】黄连一两　半夏半升，洗　瓜蒌实大者一枚

【用法】上三味，以水六升，先煮瓜蒌，取三升，去滓，内诸药，煮取二升，去滓，分温三服。

【主治】小结胸病，正在心下，按之则痛，脉浮滑者，小陷胸汤主之。（东汉·张仲景《伤寒论》）

本方主治痰热结胸证。临床应用以胸脘痞闷，按之则痛，舌红苔黄腻，脉滑数为辨证要点。

【组方思路】方中全瓜蒌甘寒，清热涤痰，宽胸散结，用时先煮，意在"以缓治上"，而通胸膈之痹。臣以黄连苦寒泄热除痞，半夏辛温化痰散结，两者合用，一苦一辛，体现辛开苦降之法；与瓜蒌相伍，润燥相得，是为清热化痰、散结开痞的常用组合。

【历代名医点评】

（1）三阳经表证未去而早下之，则表邪乘虚而入，故结胸。结胸者，阳邪固结于胸中，不能解散，为硬为痛也；按之则痛者，不按犹未痛也，故用小陷胸汤。黄连能泻胸中之热，半夏能散胸中之结，瓜蒌能下胸中之气。然必下后方有是证，若未经下后，则不曰结胸。（明·吴崑《医方考》）

（2）热入有浅深，结胸分大小。心腹硬痛，或连小腹不可按者，为大结胸，此土燥水坚，故脉亦应其象而沉紧。止在心下，不及胸腹，按之知痛不甚硬者，为小结胸，是水与热结，凝滞成痰，留于膈上，故脉亦应其象而浮滑也。秽物据清阳之位，法当泻心而涤痰。用黄连除心下之痞实，半夏消心下之痰结，寒温并用，温热之结自平。瓜蒌实色赤形圆，中含津液，法象于心，用以为君，助黄连之苦，且以滋半夏之燥，洵为除烦涤痰、开结宽胸之剂。虽同名陷胸，而与攻利水谷之方悬殊矣。（清·柯琴《伤寒来苏集》）

（3）胸中结邪，视结胸较轻者，为小结胸。其证正在心下，按之则痛，不似结胸之心下至少腹鞕满而痛不可近也。其脉浮滑，不似结胸之脉沉而紧也。是以黄连之下热，轻于大黄；半夏之破饮，缓于甘遂；瓜蒌之润利，和于芒硝。而其蠲除胸中结邪之意，则又无不同也。故曰小陷胸汤。（清·尤怡《伤寒贯珠集》）

葶苈大枣泻肺汤
《金匮要略》

【组成】葶苈_{熬令黄色，捣丸如弹子大}　大枣_{十二枚}

【用法】上先以水三升，煮枣取二升，去枣内葶苈，煮取一升，顿服。

【主治】肺痈喘不得卧，葶苈大枣泻肺汤主之。（东汉·张仲景《金匮要略》）

支饮不得息，葶苈大枣泻肺汤主之。（东汉·张仲景《金匮要略》）

本方主治痰热壅肺之肺痈。临床应用以喘不得卧，胸满胀；或一身面目浮肿，鼻塞，清涕出，不闻香臭酸辛；或咳逆上气，喘鸣迫塞；或支饮胸闷为辨证要点。

【组方思路】葶苈泄水下行，与甘相反，妙在大枣甘而泄中气，故用其甘以载引葶苈上行，泻肺用其泄，仍可任葶苈之性下行利水。不过借枣之甘，逗留于上，而成泄肺之功，犹桔梗借甘草为舟楫也。（清·王子接《绛雪园古方选注》）

【历代名医点评】

（1）先圣用药，泻必兼补，故无弊。即如此两方（桔梗汤与葶苈大枣泻肺汤），桔梗以开达肺气，凡咽痛、肺痈排脓，皆主用之，而必君以甘草，以土生金，助其开达之势。葶苈苦寒，力能降泄肺中之气，火热壅肺，水饮冲肺，皆能随其实而泻之，而必

君以大枣，使邪去而正不伤。得此意者，可知配合之义。（清·唐宗海《血证论》）

（2）治肺痈喘不得卧，口燥胸痛，脉涩数者。此治局部形质病之在上者之法也。肺痈之病，中虚而肺胃上逆。肺胃俱逆，胆经相火必不降。相火不降，将肺间津液熏灼成痰。熏灼即久，肺的形质即生脓成痈。于是气不降而发喘，津液变脓而口燥。肺被痈伤，故不能卧而胸痛。此方葶苈下脓，大枣补津液补中气。不用炙草而用大枣如此之重者，葶苈下脓，极伤中气，极伤津液。大枣津液极多又能补中也。肺痈之人，津液损伤，血管干涩。炙草补中，力大性横不宜也。脉象数，中气虚。脉象涩，津液少也。（清·彭子益《圆运动的古中医学》）

桔梗汤
《伤寒论》

【组成】桔梗—两　甘草二两

【用法】以水三升，煮取一升，去渣，分温再服。

【主治】少阴病，二三日，咽痛者，可与甘草汤；不差者，与桔梗汤。（东汉·张仲景《伤寒论》）

温病少阴咽痛者，可与甘草汤，不差者，与桔梗汤。（清·吴瑭《温病条辨》）

本方主治温热之邪侵犯少阴，虚火上炎之咽痛。临床应用以咽痛而有微热，或伴胸痛、振寒、咳吐浓痰而无下利为辨证要点。

【组方思路】方中甘草甘平，清热解毒；桔梗苦辛性平，宣肺利咽，共达利咽止痛之功，又有消肿排脓之效。

【历代名医点评】

〔成注〕甘草汤主少阴客热咽痛，桔梗汤主少阴寒热相搏咽痛。

〔泉案〕甘草治热，桔梗治寒。通脉四逆汤加减法：咽痛者，去芍药加桔梗二两，是此方所由制也。《千金》治上焦虚寒，短气，语声不出，有黄芪补中汤，方用桔梗、甘草，盖以肾寒结于上焦，故合用此方，以散其寒。《外台》引救急治喉中气噎方，用桔梗、甘草，取此为引申义。刘守真有诃子汤，治失音不能言语，即此方加诃子，以敛肺气。诃子合桔梗，为一敛一散，犹干姜、五味合用之义也。然不独喉症宜之，且为诸排脓之要方。《外台》引《集验》桔梗汤治肺痈，《录验》治肺痈经时不差，桔梗汤方皆取此。《纲目·卷一》桔梗汤治肺痈条引《金匮》文，其症则尽与桔梗白散同，其方乃此方。《小儿直诀》以此方治肺热喉痛，有痰者，甘草炙、桔梗泔浸一夜，煎服，又加阿胶。盖此桔梗专主伤寒之咽痛，若冷痰，亦可用。肺既有热，当非所宜，故须泔渍，又加胶以润下之耳。

此方后人以治凡咽喉病，或于他方加入此二味者，以咽痛为少阴标病，少阴之本在肾，其标在肺，此治标方，故不论肺、肾，凡在咽喉，皆得通用。咽痛何以别之？大抵脉沉者，少阴病；脉浮者，太阴病。（清·莫枚士《经方例释》）

泽漆汤
《金匮要略》

【组成】 半夏半升　紫参五两，一作紫菀　泽漆三斤，以东流水五斗，煮取一斗五升　生姜五两　白前五两　甘草　黄芩　人参　桂枝各三两

【用法】 上九味，㕮咀，内泽漆汁中，煮取五升，温服五合，至夜尽。

【主治】 咳而脉沉者，泽漆汤主之。（东汉·张仲景《金匮要略》）

本方主治饮热犯肺证。临床应用以咳嗽喘促，身体浮肿，二便不利，脉象沉伏为辨证要点。

【组方思路】泽漆消痰行水；人参、甘草，补中而培土；生姜、半夏，降逆而驱浊；紫参、白前，清金而破壅；桂枝、黄芩，疏木而泻火。

【历代名医点评】咳而脉沉者，其病在下，是水邪上泛，相火壅阻，肺金伤克而不归也。泽漆汤，人参、甘草，补中而培土，生姜、半夏，降逆而驱浊，紫参、白前，清金而破壅，桂枝、黄芩，疏木而泻火，泽漆决瘀而泻水也。（清·黄元御《金匮悬解》）

苏子降气汤
《太平惠民和剂局方》

【组成】紫苏子　半夏汤洗七次，各二两半　川当归去芦，两半　甘草燀，二两　前胡去芦　厚朴去粗皮，姜汁拌炒，各一两　肉桂去皮，一两半，一本有陈皮去白，一两半

【用法】上为细末。每服二大钱，水一盏半，入生姜二片，枣子一个，紫苏五叶，同煎至八分，去滓热服，不拘时候。

【主治】治男、女虚阳上攻，气不升降，上盛下虚，膈壅痰多，咽喉不利，咳嗽，虚烦引饮，头目昏眩，腰疼脚弱，肢体倦怠，腹肚疗刺，冷热气泻，大便风秘，涩滞不通，肢体浮肿，有妨饮食。常服清神顺气，和五脏，行滞气，进饮食，去湿气。（宋《太平惠民和剂局方》）

本方主治上实下虚之喘咳。临床应用以喘咳痰多，胸膈满闷，短气，呼多吸少，或腰疼脚软，或肢体浮肿，舌苔白滑或白腻，脉弦滑为辨证要点。

【组方思路】病机为本虚标实，即以痰涎壅肺为标，肾阳虚馁为本；气逆痰盛，标急本缓，遵"急则治标"，治以降气祛痰，止咳平喘为法。方中紫苏子辛温而润，归肺、大肠经，其性主降，降气祛痰，为治疗痰壅气逆喘咳之要药。所谓"除喘定嗽，消痰

顺气之良剂"（清·张璐《本经逢原》），故为君药。半夏燥湿化痰降逆，厚朴下气消痰平喘，二者可助君药降气祛痰之力，同为臣药。前胡降气祛痰，兼能辛散宣通，与诸药相伍，既增降逆化痰之效，又使降中寓宣，以复肺气宣降之职；肉桂辛甘大热，温助元阳，纳气平喘；当归养血补虚，既助桂心温补下元以治下虚，又治"咳逆上气"（《神农本草经》），兼制半夏、厚朴之辛燥；略加生姜、苏叶以散寒宣肺，俱为佐药。大枣、甘草和中调药，为佐使药。诸药相合，共奏降气祛痰、温肾补虚之功。

【历代名医点评】

（1）气即水也，水凝则为痰，水泛则为饮，痰饮留滞，则气阻而为喘咳。苏子、生姜、半夏、前胡、陈皮宣除痰饮，痰饮去而气自顺矣。然气以血为家，喘则流荡而忘返，故用当归以补血。喘则气急，故用甘草以缓其急。出气者肺也，纳气者肾也，故用沉香之纳气入肾，或肉桂之引火归元为引导。（清·唐宗海《血证论》）

（2）嗽血痰壅气逆，形气虚者，苏子降气汤降之。（清·吴谦《医宗金鉴》）

导痰汤
《严氏济生方》

【组成】半夏汤泡七次，四两　天南星炮，去皮　橘红　枳实去瓤，麸炒　赤茯苓去皮，各一两　甘草炙，半两

【用法】上㕮咀，每服四钱，水二盏，生姜十片，煎至八分，去滓，温服，食后。

【主治】治一切痰厥，头目旋晕，或痰饮留积不散，胸膈痞塞，胁肋胀满，头痛吐逆，喘急痰嗽，涕唾稠黏，坐卧不安，饮食可思。（宋·严用和《严氏济生方》）

本方主治痰阻气滞证（痰厥）。临床应用以痰涎壅盛，胸膈痞塞，胁肋胀满，头痛吐逆，喘急痰嗽，涕唾稠黏，坐卧不安，饮食不思为辨证要点。

【组方思路】方以半夏为君，取其辛苦温燥之性，燥湿化痰，降逆和胃。天南星亦辛苦温燥，能燥湿化痰，善治顽痰阻肺，咳嗽痰多，及风痰眩晕，中风痰壅；橘红理气行滞，燥湿化痰，气顺则痰消，二者并为臣。君臣三药，相辅相成，强燥湿化痰之力。茯苓渗湿健脾，以杜生痰之源；枳实破气消积，化痰散痞，有冲墙倒壁之功，导痰外出，为佐药。炙甘草为使，健脾和中，调和诸药。用法中加生姜降逆和胃，温化痰饮，既助半夏化痰，又制半夏之毒。诸药相合，共奏燥湿化痰、理气和中之效。制方主以燥湿化痰，辅以理气导痰和健脾利湿。

【历代名医点评】

（1）导痰汤治风湿痰等证。实脾土，燥脾湿，是治其本。二陈汤，一身之痰，无所不治。枳实泻痰，能冲墙倒壁。风痰用南星。（明·虞抟《医学正传》）

（2）凡病痰饮未盛，或虽盛而未至坚顽者，不可攻之。但宜消导而已。消者，损而尽之，导者，引而去之也。（清·尤怡《金匮翼》）

清气化痰丸
《医方考》

【组成】陈皮去白　杏仁去皮尖　枳实麸炒　黄芩酒炒　瓜蒌仁去油　茯苓各一两　胆南星　制半夏各一两半

【用法】姜汁为丸，如椒目大。

【主治】此痰火通用之方也。（明·吴崑《医方考》）

本方主治痰热证。临床应用以咳嗽，痰多黄稠，胸脘满闷为辨证要点。

【组方思路】

气之不清，痰之故也，能治其痰，则气清矣。是方也，星、夏所以燥痰湿，杏、陈所以利痰滞，枳实所以攻痰积，黄芩所以消痰热，茯苓之用，渗痰湿也；若瓜蒌者，则下气利痰云尔。（明·吴崑《医方考》）

此手足太阴之药，治痰火之通剂也。气能发火，火能役痰，半夏、南星以燥湿气，黄芩、瓜蒌以平热气，陈皮以顺里气，杏仁以降逆气，枳实以破积气，茯苓以行水气。水湿火热，皆生痰之本也。盖气之亢而为火，犹民之反而为贼，贼平则还为良民而复其业矣，火退则还为正气，而安其位矣。故化痰必以清气为先也。（清·汪昂《医方集解》）

【历代名医点评】

（1）治热痰。（热痰者，痰因火盛也。痰即有形之火，火即无形之痰。痰随火而升降，火引痰而横行，变生诸证，不可纪极。火借气于五脏，痰借液于五脏，气有余则为火，液有余则为痰，故治痰者必降其火，治火者必顺其气也。）（清·汪昂《医方集解》）

（2）燥痰者，痰因火动也，火盛则痰多燥黏，气逆喘咳，夜卧不宁，面赤口干，小便黄赤。轻者用清气化痰丸清之，重者用苏葶滚痰丸下之。（清·吴谦《医宗金鉴》）

止嗽散

《医学心悟》

【组成】桔梗炒　荆芥　紫菀蒸　百部蒸　白前蒸，各二斤　甘草炒，十二两　陈皮水洗去白，一斤

【用法】共为末。每服三钱，开水调下，食后临卧服，初感风寒，生姜汤调下。

【**主治**】诸般咳嗽。（清·程钟龄《医学心悟》）

本方主治风邪犯肺之咳嗽。临床应用以咳嗽咽痒，微有恶风发热，舌苔薄白为辨证要点。

【**组方思路**】方中以紫菀、百部为主，二者均入肺经，味苦性温不热，润而不寒，其功效均能止咳化痰，治咳嗽不分新久。辅以桔梗、白前，一宣一降，复肺气之宣降，以增强主药止咳化痰之功。佐以陈皮理气化痰；荆芥辛而微温，疏散风邪，祛邪外出，宣发肺气，开其闭郁，有启门逐寇之功。甘草甘平，调和诸药，合桔梗又有利咽止咳之效，为佐使药。诸药合用，重在止咳化痰，兼以疏表宣肺。

【**历代名医点评**】普明子制此方并论注其妙，而未明指药之治法。余因即其注而增损之曰：肺体属金，畏火者也，遇热则咳，用紫菀、百部以清热。金性刚燥，恶冷者也，遇寒则咳，用白前、陈皮以治寒。且肺为娇脏，外主皮毛，最易受邪，不行表散，则邪气流连而不解，故用荆芥以散表。肺有二窍，一在鼻，一在喉，鼻窍贵开而不贵闭，喉窍贵闭而不贵开。今鼻窍不通，则喉窍启而为咳，故用桔梗以开鼻窍。此方温润和平，不寒不热，肺气安宁。（清·唐宗海《血证论》）

三子养亲汤
《韩氏医通》

【**组成**】白芥子　苏子　莱菔子

【**用法**】洗净微炒，击碎，看何证多，则以所主者为君，余次之。每剂不过三钱，用生绢小袋盛之，煮作汤饮，代茶水啜用，不宜煎熬太过。若大便素实者，临服加熟蜜少许；若冬寒加生姜三片。

【**主治**】年高痰盛气实者，此方主之。（明·吴崑《医方考》）

本方主治痰壅气逆食滞证。临床应用以咳嗽喘逆，痰多胸痞，食少难消，舌苔白腻，脉滑为辨证要点。

【组方思路】方中白芥子性味辛温，辛能入肺，温能发散，故有温肺利气、快膈消痰之功；苏子辛温，长于降气消痰、止咳平喘；莱菔子消食导滞，行气祛痰。三子均能温化寒痰，平治咳喘，均属消痰理气之品，合而用之，可使气顺痰消，食积得化，咳喘自平。

【历代名医点评】痰不自动也，因气而动，故气上则痰上，气下则痰下，气行则痰行，气滞则痰滞。是方也，卜子能耗气，苏子能降气，芥子能利气。气耗则邪不实，气降则痰不逆，气利则膈自宽，奚痰患之有？飞霞子此方，为人子事亲者设也。虽然，治痰先理气，此治标之论耳，终不若二陈有健脾去湿治本之妙也。但气实之证，则养亲汤亦径捷之方矣。（明·吴崑《医方考》）

三甲散
《温疫论》

【组成】鳖甲　龟甲并用酥炙黄为末，各一钱，如无酥，各以醋炙代之　穿山甲土炒黄为末，五分　蝉蜕洗净炙干，五分　僵蚕白硬者，切断，生用，五分　牡蛎煅为末，五分，咽燥者，斟酌用　䗪虫三个，干者擘碎，鲜者捣烂和酒少许，取汁入汤药同服，其渣入诸药同煎　白芍药酒炒，七分　当归五分　甘草三分

【用法】水二盅，煎八分，沥渣温服。

【主治】知者稍以疫法治之，发热减半，不时得睡，谷食稍进，但数脉不去，肢体时疼，胸胁锥痛，过期不愈。（明·吴有性《温疫论》）

本方主治正气虚衰，伏邪未去证。临床应用以肢体疼痛，胸胁刺痛，脉数身热为辨证要点。

【组方思路】方中鳖甲、龟甲滋阴潜阳，穿山甲行散祛瘀，三

甲共为君药，滋阴行瘀，扶正不恋邪，祛邪不伤正。僵蚕味辛苦气薄，蝉蜕气寒甘咸，二药擅入厥阴，祛风胜湿，涤热解毒，透邪通络，共为臣药。牡蛎平肝潜阳，当归、芍药和营活血，䗪虫活血祛瘀，搜剔血中疫邪，共为臣药。甘草为使，和中补益，调和诸药。诸药合用，通络消瘀，清热养血，诸症自除。

【历代名医点评】三甲散，从大黄䗪虫丸拈出。但䗪虫丸，逐瘀为主，破结滋阴为次；三甲散，破结滋阴为主，逐瘀为次。盖又可氏煅炼之方，可与䗪虫丸并驾也。又可氏云，男女因他病，肌肉消烁，邪火独存，此际感疫。医家易误诊失治。逡巡旷日，则客邪虽轻，尚胶固于血脉。主客交浑，遂作痼疾，乃谓成虚劳病也。余每值此证，度轻重深浅，随证撰用此二方，其未至劳极，间奏殊效。〔(日)源元凯《温病之研究》〕

瓜蒂散
《温疫论》

【组成】甜瓜蒂一钱　赤小豆二钱,研碎　生山栀仁二钱

【用法】上用水二盅，煎一盅，后入赤豆，煎至八分，先服四分，一时后不吐，再服尽。吐之未尽，烦满尚存者，再煎服。

【主治】温疫胸膈满闷，心烦喜呕，欲吐不吐，虽吐而不得大吐，腹不满，欲饮不能饮，欲食不能食，此疫邪留于胸膈，宜瓜蒂散吐之。(明·吴有性《温疫论》)

本方主治痰热犯于上焦之证。临床应用以胸膈痞硬，欲吐不出为辨证要点。

【组方思路】《素问·至真要大论》言："其高者，因而越之。"邪在胸中，因势利导。方中瓜蒂苦寒，功擅涌吐痰涎宿食；赤小豆酸平，利水除满。二药相须为用，酸苦涌泄催吐。山栀苦寒，泻火除烦，宣散胸中邪热。三药合用，既去有形之痰邪，又化无

形之邪热，诸症自解。

【历代名医点评】

（1）凡胸中寒热，与气与饮郁结为病，谅非汗下之法所能治，必得酸苦涌吐之法以越之，上焦得通，阳气得复，痞硬可消，胸中可和也。瓜蒂极苦，赤豆苦酸，相须相益，能疏胸中实邪，为吐剂中第一品也。而使香豉汁合服者，借谷气以保胃气也，服之小吐，少少加服。得快吐即止者，恐伤胸中之气也。此方奏功之捷胜于汗下，所谓汗吐下三大法也。今人不知仲景子和之精义，置之不用，可胜惜矣。（清·吴谦《医宗金鉴》）

（2）瓜象实在须蔓间也。蒂、瓜之缀蔓处也。性遍蔓延，末繁于本，故少延辄腐。《尔雅》云：其绍瓞；《疏》云：继本曰绍，形小曰瓞。故近本之瓜常小，近末之瓜转大也。凡实之吮抽津液，惟瓜称最。而吮抽津液之枢惟蒂，是以瓜蒂具彻下炎上之用，乃蒂味苦而瓜本甘，以见中枢之所以别于上下内外，诚涌泄之宣剂通剂也。（清·王孟英《温热经纬》）

治燥剂

清燥救肺汤
《医门法律》

【组成】桑叶_{经霜者得金气而柔润不凋，取之为君，去枝梗净叶，三钱} 石膏_{煅裹清肃之气极清肺热，二钱五分} 甘草_{和胃生金，一钱} 人参_{生胃之津养肺之气，七分} 胡麻仁_{炒研，一钱} 真阿胶_{八分} 麦门冬_{去心，一钱二分} 杏仁_{泡去皮尖炒黄，七分} 枇杷叶_{一片，刷去毛，蜜涂炙黄}

【用法】水一碗，煎六分，频频二三次，滚热服。

【主治】诸气膹郁，诸痿喘呕之因于燥者，喻氏清燥救肺汤主之。（清·吴瑭《温病条辨》）

本方主治燥热伤肺证。临床应用以发热，干咳无痰或少痰，气逆而喘，咽干鼻燥等为辨证要点。

【组方思路】石膏之辛、麦门之甘、杏仁之苦，整肃肺经之气；人参、甘草生津补土，培肺之母气；桑叶入肺走肾，枇杷叶入肝走肺，清西方之燥，泻东方之实；阿胶、胡麻色黑入肾，壮生水之源，虽亢火害金，水得承而制之，则肺之清气肃而治节行。（清·王子接《绛雪园古方选注》）

【历代名医点评】经云：损其肺者益其气。肺主诸气故也。然火与元气不两立，故用人参、甘草甘温而补气，气壮火自消，是用少火生气之法也。若夫火燥膹郁于肺，非佐甘寒多液之品，不足以滋肺燥，而肺气反为壮火所食，益助其燥矣。故佐以石膏、麦冬、桑叶、阿胶、胡麻仁辈，使清肃令行，而壮火亦从气化也。经曰：肺苦气上逆，急食苦以降之。故又佐以杏仁、枇杷叶之苦以降气。气降火亦降，而制节有权；气行则不郁，诸痿、喘、呕自除矣。要知诸膹郁，则肺气必大虚，若泥于肺热伤肺之说而不用人参，郁必不开，而火愈炽，皮聚毛落，喘咳不休而死矣。此名之救肺，凉而能补之谓也。若谓实火可泻，而久服芩、连，苦从火化，亡可立待耳。（清·吴谦《医宗金鉴》）

麦门冬汤
《金匮要略》

【组成】麦门冬七升　半夏一升　人参二两　甘草二两　粳米三合　大枣十二枚

【用法】上六味，以水一斗二升，煮取六升，温服一升，日三夜一服。

【主治】大逆上气，咽喉不利，止逆下气者，麦门冬汤主之。（东汉·张仲景《金匮要略》）

本方主治虚热肺痿证。临床应用以咳唾涎沫，短气喘促，咽喉干燥不利，舌干红少苔，脉虚数为辨证要点。

【组方思路】方中麦门冬甘寒质润，既滋肺胃阴津，又清肺胃虚热，重用为君。人参健脾补肺，配伍麦冬益气生津；半夏降逆化痰，止咳止呕，其性虽温燥，但与大量麦门冬配伍，则燥性被制而降逆之功存，二药相伍，滋润而不碍化痰降逆，降逆而不妨滋阴泻火，有相反相成之妙。此二味为臣。粳米、大枣、甘草补脾养胃，兼培土生金，共为佐药。甘草调和诸药，兼为使。全方相合，共奏润肺养胃、降逆化浊之功。制方特点：气阴双补，肺胃同治；寓燥于润，润燥相济，滋而不腻。

【历代名医点评】麦门冬汤，从胃生津救燥，治虚火上气之方。《金匮》云：火逆上气，咽喉不利，止逆下气。按《内经·脉解篇》云：呕咳上气喘者，阴气在下，阳所在上，诸阳气浮，无所依从，故呕咳上气喘也。《五脏生成篇》云：咳逆上气，厥在胸中，过在手阳明、太阴。是则上气病在肺，下气病在大肠也，明矣。盖金位之下，火气承之，非独肺也，大肠亦然。若徒以寒凉冷燥，止肺经火逆上气，而手阳明之下气未平，仍然胸中膹郁闭塞呻吟，岂非大肠之燥传入于肺，而为息贲有音，上奔而不下也乎？仲景另辟门户，用人参、麦门冬、甘草、粳米、大枣大生胃津，救金之母气，以化两经之燥，独复一味半夏之辛温，利咽止逆，通达三焦，则上气下气皆得宁谧，彻土绸缪，诚为扼要之法。止逆下气，或注曰，止其逆则气下，是申明火逆上气，于理亦通。（清·王子接《绛雪园古方选注》）

清燥养荣汤
《温疫论》

【组成】知母　天花粉　当归身　白芍　地黄汁　陈皮　甘草

【用法】加灯心煎服。

【主治】夫疫乃热病也，邪气内郁，阳气不得宣布，积阳为火，阴血每为热抟。暴解之后，余焰尚在，阴血未复，大忌参、芪、白术。得之反助其壅郁，余邪留伏，不惟目下淹缠，日后必变生异证，或周身痛痹，或四肢挛急，或流火结痰，或遍身疮疡，或两腿钻痛，或劳嗽涌痰，或气毒流注，或痰核穿漏，皆骤补之为害也。凡有阴枯血燥者，宜清燥养荣汤。（明·吴有性《温疫论》）

本方主治疫病解后阴枯血燥者。临床应用以低热，口舌干燥而渴，舌红而干，脉细数为辨证要点。

【组方思路】方中知母、地黄汁清热润燥，天花粉、当归身、白芍养阴和血，佐以陈皮理气和中，甘草调和诸药，全方合用，共达清热养阴生津之效。

【历代名医点评】

（1）表有余热，宜柴胡养荣汤：柴胡，黄芩，陈皮，甘草，

当归，白芍，生地，知母，天花粉，姜、枣煎服。（明·吴有性《温疫论》）

（2）里证未尽，宜承气养荣汤：知母，当归，芍药，生地，大黄，枳实，厚朴，水、姜煎服。（明·吴有性《温疫论》）

（3）痰涎涌甚，胸膈不清者，宜蒌贝养荣汤：知母，天花粉，贝母，瓜蒌实，橘红，白芍，当归，紫苏子，水、姜煎服。（明·吴有性《温疫论》）

沙参麦冬汤
《温病条辨》

【组成】沙参三钱　玉竹二钱　生甘草一钱　冬桑叶一钱五分　麦冬三钱　生扁豆一钱五分　花粉一钱五分

【用法】水五杯，煮取二杯，日再服，久热久咳者，加地骨皮三钱。

【主治】燥伤肺胃阴分，或热或咳者，沙参麦冬汤主之。（清·吴瑭《温病条辨》）

本方主治燥伤肺胃证或肺胃阴津不足证。临床应用以咽干口渴，或热，或干咳少痰为辨证要点。

【组方思路】方中以沙参、麦冬、玉竹、花粉甘寒生津，润养肺胃；生扁豆、甘草扶助胃气；桑叶轻清宣透以散余邪。诸药相配，共奏清养肺胃之功。

益胃汤
《温病条辨》

【组成】沙参三钱　麦冬五钱　冰糖一钱　细生地五钱　玉竹炒香，一钱五分

【用法】水五杯，煮取二杯，分二次服，渣再煮一杯服。

【主治】阳明温病，下后汗出，当复其阴，益胃汤主之。（清·吴瑭《温病条辨》）

本方主治阳明温病，胃阴亏损之证。临床应用以食欲不振，口干咽燥，舌红少苔，脉细数为辨证要点。

【组方思路】生地、麦冬，其味甘性寒，擅养阴清热、生津润燥，并入血分，凉血养阴，为甘凉益胃之上品；北沙参、玉竹养阴生津；冰糖润肺养胃，调和药性。五药甘凉清润，清而不寒，润而不腻，药简力专，共奏养阴益胃之功。

【历代名医点评】温病愈后，或一月，至一年，面微赤，脉数，暮热，常思饮不欲食者，五汁饮主之，牛乳饮亦主之。病后肌肤枯燥，小便溺管痛，或微燥咳，或不思食，皆胃阴虚也，与益胃、五汁辈。（清·吴瑭《温病条辨》）

百合固金汤
《慎斋遗书》

【组成】熟地　生地　归身各三钱　白芍　甘草各一钱　桔梗　玄参各八分　贝母　麦冬　百合各一钱半

【用法】水煎服。

【主治】手太阴肺病，因悲哀伤肺，背心、前胸、肺募间热，咳嗽咽痛，咯血恶寒，手大拇指循白肉际间上肩臂至胸前如火烙。（明·周之干《慎斋遗书》）

本方主治肺肾阴亏，虚火上炎证。临床应用以咳嗽气喘，咽喉燥痛，舌红少苔，脉细数为辨证要点。

【组方思路】方中百合甘苦微寒，滋阴清热，润肺止咳；生地、熟地并用，滋肾壮水，其中生地兼能凉血止血。三药相伍，为润肺滋肾、金水并补的常用组合，共为君药。麦冬甘寒，协百合以滋阴清热，润肺止咳；玄参咸寒，助二地滋阴壮水，以清虚火，兼利咽喉，共为臣药。当归治咳逆上气，伍白芍以养血和血；贝母清热润肺，化痰止咳，俱为佐药。桔梗宣肺利咽，化痰散结，并载药上行；生甘草清热泻火，调和诸药，共为佐使药。

【历代名医点评】

（1）此手太阴、足少阴药也。金不生水，火炎水干，故以二地助肾滋水退热为君，百合保肺安神，麦冬清热润燥，玄参助二地以生水，贝母散肺郁而除痰，归、芍养血兼以平肝；甘、桔清金，成功上部。皆以甘寒培元清本，不欲以苦寒伤生发之气也。（清·汪昂《医方集解》）

（2）此方金水相生，又兼养血，治肺伤咽痛失血者最宜。李士材谓清金之后，急宜顾母，识解尤卓。予谓咽痛一定，即当培土生金也。（清·费伯雄《医方论》）

补益剂

六君子汤
《医学正传》

【组成】陈皮—钱　半夏—钱半　茯苓—钱　甘草—钱　人参—钱
白术—钱半

【用法】上细切，作一服，加大枣二枚、生姜三片，新汲水煎服。

【主治】更有平素虚损，或老人，或大病后复染时疫，屡经汗、下、清解，其热转甚，或全无表、里实证，或六脉豁豁然空，或较初起洪滑更甚，或用表药而身痛更甚，或屡用清热药而烦躁、昏沉更甚，或屡用下药而舌燥更甚，此皆邪退正虚之发热也……阳虚则呕利、悸眩之证多，责在脾，宜六君子汤。（清·戴天章《广瘟疫论》）

本方主治脾胃气虚兼痰湿证。临床应用以食少便溏，胸脘痞闷，呕逆为辨证要点。

【组方思路】方中人参为君，甘温益气，健脾养胃。臣以苦温之白术，健脾燥湿，加强益气助运之力。佐以甘淡茯苓，健脾渗湿，苓、术相配，则健脾祛湿之功益著。脾为生痰之源，全方加陈皮理气化痰、半夏燥湿化痰，助诸药健脾以涤痰。使以炙甘草，益气和中，调和诸药。

【历代名医点评】本方（四君子汤）……再加半夏，名六君子汤，治气虚而兼痰饮者。（清·吴谦《删补名医方论》）

黄芪六君子汤
《医学集成》

【组成】六君子汤加黄芪、山药。

【用法】水煎服。

【主治】脾虚，黄芪六君子汤，加苡仁、芡实、扁豆。（清·刘仕廉《医学集成》）

本方主治病后调理，肺脾两虚证。症见倦怠乏力，面色萎黄，呕恶不舒，不思饮食，或饮食不化，咳嗽胸闷，舌淡苔白，脉虚。临床应用以倦怠乏力，纳差，痰多稀白，舌淡，脉虚为辨证要点。

【组方思路】黄芪、山药、人参、白术、茯苓、甘草补益肺脾之气，配伍陈皮、半夏，益气之品配伍燥湿化痰之药，气行湿化，以杜生痰之源，补泻兼施，标本兼治。

【历代名医点评】黄芪六君子汤，六君加黄芪、山药。主治小儿腹泻。具有病后调理，助脾进食之功效。（盛其德《中医辨证论治经验辑录》）

参苓白术散
《太平惠民和剂局方》

【组成】莲子肉去皮，一斤　薏苡仁一斤　缩砂仁一斤　桔梗炒令深黄色，一斤　白扁豆姜汁浸，去皮，微炒，一斤半　白茯苓二斤　人参去芦，二斤　甘草炒，二斤　白术二斤　山药二斤

【用法】上为细末。每服二钱，枣汤调下。小儿量岁数加减服之。

【主治】脾胃虚弱，饮食不进，多困少力，中满痞噎，心忪气喘，呕吐泄泻及伤寒咳噫。（宋《太平惠民和剂局方》）

本方主治脾虚湿盛泄泻。临床应用以泄泻，舌苔白腻，脉虚缓为辨证要点。

【组方思路】方中人参、白术、茯苓益气健脾渗湿为君。配伍山药、莲子肉助君药以健脾益气，兼能止泻；并用白扁豆、薏苡仁助白术、茯苓以健脾渗湿，均为臣药。更用砂仁醒脾和胃，行气化滞，是为佐药。桔梗宣肺利气，通调水道，又能载药上行，

培土生金；炒甘草健脾和中，调和诸药，共为佐使。综观全方，补中气，渗湿浊，行气滞，使脾气健运，湿邪得去，则诸症自除。

【历代名医点评】

（1）脾胃虚弱，不思饮食者，此方主之。脾胃者，土也。土为万物之母，诸脏腑百骸受气于胃而后能强。若脾胃一亏，则众体皆无以受气，日见羸弱矣。故治杂证者，宜以脾胃为主。然脾胃喜甘而恶苦，喜香恶秽，喜燥而恶湿，喜利而恶滞。是方也，人参、扁豆、甘草，味之甘者也；白术、茯苓、山药、莲肉、薏苡仁，甘而微燥者也；砂仁辛香而燥，可以开胃醒脾；桔梗甘而微苦，甘则性缓，故为诸药之舟楫，苦则喜降，则能通天气于地道矣。（明·吴崑《医方考》）

（2）此足太阴、阳明药也。治脾胃者，补其虚，除其湿，行其滞，调其气而已。人参、白术、茯苓、甘草、山药、薏仁、扁豆、莲肉，皆补脾之药也，然茯苓、山药、薏仁理脾而兼能渗湿；砂仁、陈皮调气行滞之品也，然合参、术、苓、草，暖胃而又能补中；桔梗苦甘入肺，能载诸药上浮，又能通天气于地道，使气得升降而益和，且以保肺，防燥药之上僭也。（清·汪昂《医方集解》）

（3）脾胃属土，土为万物之母，东垣曰：脾胃虚则百病生，调理中州，其首务也。脾悦甘，故用人参、甘草、苡仁；土喜燥，故用白术、茯苓；脾喜香，故用砂仁；心生脾，故用莲肉益心，土恶火，故用山药治肾；桔梗入肺，能升能降。所以通天气于地道，而无否塞之忧也。（清·冯兆张《冯氏锦囊秘录》）

补中益气汤
《内外伤辨惑论》

【组成】 黄芪 病甚、劳役热甚者，一钱　甘草 炙，各五分　人参 去芦，三分　当归 酒焙干或晒干，二分　橘皮 不去白，二分或三分　升麻 二分或三分　柴

胡二分或三分　白术三分

【用法】上哎咀，都作一服，水二盏，煎至一盏，去滓，食远稍热服。

【主治】气高而喘，身热而烦，其脉洪大而头痛，或渴不止，其皮肤不任风寒而生寒热。（元·李杲《内外伤辨惑论》）

本方主治中气亏虚证，为补气升阳，甘温除热的代表方。临床应用以体倦乏力，少气懒言，面色萎黄，脉虚软无力为辨证要点。

【组方思路】方中重用黄芪，味甘微温，入脾、肺经，补中益气，升阳固表，为君药。配伍人参、炙甘草、白术补气健脾为臣，与黄芪合用，以增强其补益中气之功。血为气之母，气虚时久，营血亦亏，故用当归养血和营，协人参、黄芪以补气养血；陈皮理气和胃，使诸药补而不滞，共为佐药。并以少量升麻、柴胡升阳举陷，协助君药以升提下陷之中气，共为佐使。炙甘草调和诸药，亦为使药。诸药合用，使气虚得补，气陷得升，则诸症自愈。

【历代名医点评】

（1）夫脾胃虚者，因饮食劳倦，心火亢甚，而乘其土位，其次肺气受邪，须用黄芪最多，人参、甘草次之。脾胃一虚，肺气先绝，故用黄芪以益皮毛而闭腠理，不令自汗，损其元气。上喘气短，人参以补之。心火乘脾，须炙甘草之甘以泻火热，而补脾胃中元气；若脾胃急痛并大虚，腹中急缩者，宜多用之，经云：急者缓之。白术若甘温，除胃中热，利腰脐间血。胃中清气在下，必加升麻、柴胡以引之，引黄芪、人参、甘草甘温之气味上升，能补卫气之散解，而实其表也。又缓带脉之缩急；二味苦平，味之薄者，阴中之阳，引清气上升也。气乱于胸中，为清浊相干，用去白陈皮以理之，又能助阳气上升，以散滞气，助诸甘辛为用。

（元·李杲《内外伤辨惑论》）

（2）补中益气一汤，允为东垣独得之心法。本方以升、柴助升气，以参、术、归、芪助阳气，此意诚尽善矣。然补阳之义，亦有宜否。如治劳倦内伤发热，为助阳也，非发汗也。然有不散而散之意，故于劳倦感寒，或阳虚疟及脾气下陷等症最宜。若全无表邪寒热，而中气亏甚者，则升、柴大非所宜。盖升、柴之味兼苦寒，升、柴之性兼疏散，唯有邪者可因升而散之，若无邪大虚者，即纯用培补，犹恐不及，再兼疏散，安望成功？凡补阳之剂，无不能升，正以阳主升也。寇宗奭极言五劳七伤大忌柴胡，而李时珍以为不然。要之能散者，断不能聚；能泄者，断不能补；性味苦寒者，断非扶阳之物。故表不固则汗不敛者，不可用；外无表邪，而阴虚发热者，不可用；阳气无根，而格阳戴阳者，不可用；脾肺虚甚，而气促似喘者，不可用；命门火衰，而虚寒泄泻者，不可用；水亏火旺，而衄血吐血者，不可用；四肢厥，而阳虚欲脱者，不可用。总之，元气虚极者，不可泄；阴阳下竭者，不可升。人但知补中益气可以补虚，不知几微关系，判于举指之间，纤微不可紊，误者正此类也。（清·罗美《古今名医方论》）

（3）脾主四肢，故四肢勤动不息，又遇饥馁，无谷气以养，则伤脾，伤脾故令中气不足，懒于言语；脾气不足以胜谷气，故恶食；脾弱不足以克制中宫之湿，故溏泄；脾主肌肉，故瘦弱。五味入口，甘先入脾，是方也，参、芪、归、术、甘草，皆甘物也，故可以入脾而补中气，中气者，脾胃之气也。人生与天地相似，天地之气一升，则万物皆生，天地之气一降，则万物皆死。故用升麻、柴胡为佐，以升清阳之气，所以法象乎天之升生也。用陈皮者，一能疏通脾胃，一能行甘温之滞也。（明·吴崑《医方考》）

升阳益胃汤
《内外伤辨惑论》

【组成】黄芪二两　半夏洗，此一味脉涩者用　人参去芦　甘草炙，以上

各一两 **独活 防风 白芍 羌活**以上各五钱 **橘皮**四钱 **茯苓**小便利不渴
者勿用 **柴胡 泽泻**不淋勿用 **白术**以上各三钱 **黄连**一钱

【**用法**】上㕮咀，每服称三钱，水三盏，生姜五片，枣二枚，
煎至一盏，去渣，温服，早饭后。或加至五钱。

【**主治**】脾胃虚则怠惰嗜卧，四肢不收，时值秋燥令行，湿
热少退，体重节痛，口干舌干，饮食无味，大便不调，小便频数，
不欲食，食不消；兼见肺病，洒淅恶寒，惨惨不乐，面色恶而不
和，乃阳气不伸故也。当升阳益气，名之曰升阳益胃汤。（元·李
杲《内外伤辨惑论》）

本方主治脾胃虚弱，湿热滞留中焦证。临床应用以饮食无味，
食不消化，脘腹胀满，面色㿠白，畏风恶寒，头眩耳鸣，怠惰嗜
卧，肢体重痛，大便不调，小便赤涩，口干舌燥为辨证要点。

【**组方思路**】半夏、独活、防风以秋旺，故以辛温泻之；秋
旺用人参、白术、芍药之类反补肺，为脾胃虚则肺最受邪，故因
时而补，易为力也；茯苓，小便利不渴者勿用；泽泻不淋勿用。
（元·李杲《内外伤辨惑论》）

升阳益胃汤，东垣治所生受病肺经之方也。盖脾胃虚衰，肺
先受病，金令不能清肃下行，则湿热易攘，阳气不得神，而为诸
病。当以羌活、柴胡、防风升举三阳经气，独活、黄连、白芍泻
去三阴郁热，佐以六君子调和脾胃。其分两独重于人参、黄芪、
半夏、炙草者，轻于健脾，而重于益胃。其升阳之药，铢数少则
易升，仍宜久煎以厚其气，用于早饭、午饭之间，借谷气以助药
力，才是升胃中之阳耳。至于茯苓、泽泻，方后注云：小便利、
不淋，勿用，是渗泄主降，非升阳法也。（清·王子接《绛雪园古方
选注》）

【**历代名医点评**】

（1）升阳益胃者，因其人阳气遏郁于胃土之中，胃虚不能升
举其阳，本《内经》火郁发之之法，益其胃以发其火也。升阳方

中，半用人参、黄芪、白术、甘草益胃，半用独活、羌活、防风、柴胡升阳，复以火本宜降，虽从其性而升之，不得不用泽泻、黄连之降，以分杀其势，制方之义若此。(清·喻嘉言《医门法律》)

（2）发热而恶寒者，发于阳也；无热而恶寒者，发于阴也。发于阳者，脉浮数，宜解表；发于阴者，脉沉细，宜温里，凡恶寒不可过覆衣被，及近火热，若寒热相搏，令人寒甚。若寒气入腹，血气结聚，最难治疗。前症若怠惰嗜卧，洒淅恶寒，乃阳不能伸发，用升阳益胃汤。若劳伤形气而恶寒，乃无阳以护卫，用补中益气汤，若饮食伤脾胃而恶寒，乃元气虚损，用六君子汤。(明·薛己《校注妇人良方》)

生脉散
《医学启源》

【**组成**】人参五分　麦门冬五分　五味子七粒

【**用法**】长流水煎，不拘时服。

【**主治**】生脉散，补肺中元气不足，须用之。(金·张元素《医学启源》)

本方主治温热、暑热，耗气伤阴证。临床应用以体倦，气短，咽干，舌红，脉虚为辨证要点。

【**组方思路**】方中人参甘温，益元气，补肺气，生津液，是为君药。麦门冬甘寒养阴清热，润肺生津，用以为臣。人参、麦冬合用，则益气养阴之功益彰。五味子酸温，敛肺止汗，生津止渴，为佐药。三药合用，一补一润一敛，益气养阴，生津止渴，敛阴止汗，使气复津生，汗止阴存，气充脉复，故名"生脉"。《医方集解》言："人有将死脉绝者，服此能复生之，其功甚大。"至于久咳肺伤，气阴两虚证，取其益气养阴，敛肺止咳，令气阴两复，肺润津生，诸症可平。

【历代名医点评】

（1）圣人立法，夏月宜补者，补天真元气，非补热火也，夏食寒者是也。故以人参之甘补气，麦门冬苦寒泻热，补水之源，五味子之酸，清肃燥金，名曰生脉散。孙真人云：五月常服五味子，以补五脏之气，亦此意也。（元·李杲《内外伤辨惑论》）

（2）肺主气，正气少故少言，邪气多故多喘。此小人道长，君子道消之象也。人参补肺气，麦冬清肺气，五味子敛肺气，一补一清一敛，养气之道毕矣。名曰生脉者，以脉得气则充，失气则弱，故名之。东垣云：夏月服生脉散，加黄芪、甘草，令人气力涌出。若东垣者，可以医气极矣。（明·吴崑《医方考》）

（3）此手太阴、少阴药也。肺主气，肺气旺则四脏之气皆旺，虚故脉绝短气也。人参甘温，大补肺气为君；麦冬止汗，润肺滋水，清心泻热为臣；五味酸温，敛肺生津，收耗散之气为佐。盖心主脉，肺朝百脉，补肺清心，则气充而脉复，故曰生脉也。夏月炎暑，火旺克金，当以保肺为主，清晨服此，能益气而祛暑也。（清·汪昂《医方集解》）

（4）肺主气，肺气旺则四脏皆旺；虚，故脉绝气短也。人参甘温，大补肺气而泻热，为君；麦冬甘寒，补水源而清燥金，为臣；五味酸温，敛肺生津，收耗散之气，为佐。盖心主脉，而百脉皆朝于肺，补肺清心，则气充而脉复，故曰生脉。夏月火旺克金，当以保肺为主，清晨服此，能益气而御暑也。（清·吴仪洛《成方切用》）

人参养荣汤
《三因极一病证方论》

【组成】黄芪　当归　桂心　甘草炙　陈皮　白术　人参各一两　白芍药三两　熟地黄　五味子　茯苓各三分　远志去心炒，半两

【**用法**】上为锉散。每服四大钱，水一盏半，姜三片，枣二个，煎至七分，去滓，空腹服。

【**主治**】时疫下后，气血俱虚，神思不清，惟向里床睡，似寐非寐，似寐非寐，呼之不应，此正气夺，与其服药不当，莫如静守虚回，而神思自清，语言渐朗，若攻之脉必反数，四肢渐厥，此虚虚之祸，危在旦夕，凡见此证，表里无大热者，宜人参养荣汤补之。（明·吴有性《温疫论》）

本方主治气血亏虚证。临床应用以疫病气血俱虚，误用攻下后，脉数肢厥为辨证要点。

【**组方思路**】方中黄芪、人参、当归，益气养血，共为君药。茯苓、白术、陈皮理气健脾渗湿，助人参、黄芪益气健脾；白芍、熟地养血和营，助当归滋养心肝，均为臣药。远志、五味子，养心安神，为佐药。桂心导诸药入营生血，炙甘草调和诸药，共为使药。全方气血同补，心神同养。

【**历代名医点评**】

（1）古人治气虚以四君子，治血虚以四物，气血俱虚者以八珍，更加黄芪、肉桂，名十全大补，宜乎万举万当也。而用之有不获效者，盖补气而不用行气之品，则气虚之甚者，几无气以运动。补血而仍用行血之物，则血虚之甚者，更无血以流行。故加陈皮以行气，而补气者悉得效其用。去川芎行血之味，而补血者因以奏其功。此善治者，只一加一减，便能转旋造化之机也。然气可召而至，血易亏而难成，苟不有以求其血脉之主而养之，则营气终归不足。故倍人参为君，而佐以远志之苦，先入心以安神定志，使甘温之品，始得化而为血，以奉生身。又心苦缓，必得五味子之酸，以收敛神明，使营行脉中而流于四脏，名之曰养荣，不必仍十全之名，而收效有如此者。（清·吴谦《删补名医方论》）

（2）陈修园曰：十全大补汤为气血双补之剂，柯韵伯病其补气而不用行气之品，则气虚之甚者，无气以受其补；补血而仍用行血之药于其间，则血虚之甚者，更无血以流行，正非过贬语。而人参养荣汤之妙，从仲景小建中汤、黄芪建中汤套出。何以知之？以其用生芍药为君知之也。芍药苦平破滞，本泻药，非补药也，若与甘草同用，则为滋阴之品；若与生姜、大枣、肉桂同用，则为和荣卫之品；若与附子、干姜同用，则能急收阳气，归根于阴，又为补肾之品。虽非补药，昔贤往往取为补药之主，其旨微矣。（清·陈念祖《时方歌括》）

归脾汤
《正体类要》

【组成】白术　当归　白茯苓　黄芪炒　远志　龙眼肉　酸枣仁炒,各一钱　人参一钱　木香五分　甘草炙,三分

【用法】加生姜、大枣，水煎服。

【主治】至若屡经汗、下、清理，二便已清利，胸腹无阻滞，六脉虚散、结、代、微弱而谵语者，阴阳两虚，神无所倚也……虚在中焦，必面色萎黄，四肢倦怠，归脾汤。（清·戴天章《广瘟疫论》）

本方主治心脾气血两虚证。临床应用以心悸失眠，体倦食少，便血或崩漏，舌淡，脉细弱为辨证要点。

【组方思路】方中以参、芪、术、草大队甘温之品补脾益气以生血，使气血旺而血生；当归、龙眼肉甘温补血养心；茯苓（多用茯神）、酸枣仁、远志宁心安神；木香辛香而散，理气醒脾，与大量益气健脾药配伍，补而不滞；姜、枣调和脾胃，以资化源。全方共奏益气补血、健脾养心之功，为治疗思虑过度，劳伤心脾，气血两虚之良方。

【历代名医点评】此手少阴、足太阴药也。血不归脾则妄行，参、术、黄芪、甘草之甘温，所以补脾；茯神、远志、枣仁、龙眼之甘温酸苦，所以补心，心者，脾之母也。当归滋阴而养血，

木香行气而舒脾，既以行血中之滞，又以助参、芪而补气。气壮则能摄血，血自归经，而诸症悉除矣。（清·汪昂《医方集解》）

双和散
《内外伤辨惑论》

【组成】白芍药二两五钱　黄芪　熟地黄　川芎　当归以上各一两　甘草炙　官桂以上各七钱五分

【用法】上为粗末，每服四钱，水一盏半，生姜三片，枣二枚，煎至七分，去渣，温服。

【主治】双和散　补血益气，治虚劳少力。大病之后，虚劳气乏者，以此调治，不热不冷，温而有补。（元·李杲《内外伤辨惑论》）

本方主治虚劳少力。临床应用以大病之后，虚劳，少气，乏力为辨证要点。

【组方思路】《医学入门》言："双和散，气血两和也。"方用四物，白芍酸甘质柔，养血敛阴，为君。熟地黄味厚滋腻，为滋阴补血之要药；当归甘温质润，补血养肝，和血调经，既可助熟地、芍药养阴补血之力，又可行脉道之滞；川芎辛散温通，上行头目，下行血海，中开郁结，旁通络脉，与当归相伍则畅达血脉之力益彰；"气为血之帅，血为气之母"，黄芪、官桂甘温补气，与地、归、芎相配则滋阴养血、补益肝肾之功益著，为臣药。炙甘草甘缓和中，调和诸药。煎加姜枣为引。诸药相伍，可使气血双补，气行瘀散。本方调和气血，动静结合，刚柔相济，补而不滞。

【历代名医点评】

（1）予制此方，只是建中四物二方而已，每伤寒疟疾中暑大疾之后，虚劳气乏者，以此调治皆验，不热不冷，温而有补。

（宋·许叔微《普济本事方》）

（2）治一切大病之后，虚劳乏力，补血益气。（双和者，专和荣卫而非建中意也。然即大建中汤以白术易熟地而分两亦殊，要知古人不执方，不泥法，读之令人有言外之意。）（明·武之望《济阴纲目》）

八珍汤
《瑞竹堂经验方》

【组成】人参　白术　白茯苓　当归　川芎　白芍药　熟地黄　甘草炙，各一两

【用法】加姜、枣煎。

【主治】治伤损等症，失血过多，或因克伐，血气耗损，恶寒发热，烦躁作渴等症。（元·萨迁《瑞竹堂经验方》）

本方主治气血两虚证。临床应用以气短乏力，心悸眩晕，舌淡，脉细无力为辨证要点。

【组方思路】方中人参与熟地相配，益气养血，共为君药。白术、茯苓健脾渗湿，助人参益气补脾；当归、白芍养血和营，助熟地滋养心肝，均为臣药。川芎为佐，活血行气，使地、归、芍补而不滞。炙甘草为使，益气和中，调和诸药。全方八药，实为四君子汤和四物汤的复方。用法中加入姜、枣为引，调和脾胃，以资生化气血，亦为佐使之药。

【历代名医点评】血气俱虚者，此方主之。人之身，气血而已。气者百骸之父，血者百骸之母，不可使其失养者也。是方也，人参、白术、茯苓、甘草，甘温之品也，所以补气；当归、川芎、芍药、地黄，质润之品也，所以补血。气旺则百骸资之以生，血旺则百骸资之以养。形体既充，则百邪不入，故人乐有药饵焉。

（明·吴崑《医方考》）

六味地黄汤
《小儿药证直诀》

【组成】熟地黄_{八钱}　山萸肉　干山药_{各四钱}　泽泻　牡丹皮　茯苓_{去皮，各三钱}

【用法】水煎服。

【主治】更有平素虚损，或老人，或大病后复染时疫，屡经汗、下、清解，其热转甚，或全无表、里实证，或六脉豁豁然空，或较初起洪滑更甚，或用表药而身痛更甚，或屡用清热药而烦躁、昏沉更甚，或屡用下药而舌燥更甚，此皆邪退正虚之发热也……阴虚则热渴、枯竭之证多，责在肾，宜六味地黄汤。（清·戴天章《广瘟疫论》）

本方主治肝肾阴虚证。临床应用以腰膝酸软，头晕目眩，口燥咽干，舌红少苔，脉沉细数为辨证要点。

【组方思路】方中重用熟地黄滋阴补肾，填精益髓，为君药。山茱萸补养肝肾，并能涩精，取"肝肾同源"之意；山药补益脾阴，亦能固肾，共为臣药。三药配合，肾肝脾三阴并补，是为"三补"，但熟地黄用量是山萸肉与山药之和，故仍以补肾为主。泽泻利湿而泄肾浊，并能减熟地黄之滋腻；茯苓淡渗脾湿，并助山药之健运，与泽泻共泻肾浊，助真阴得复其位；丹皮清泄虚热，并制山萸肉之温涩。三药称为"三泻"，均为佐药。六味合用，三补三泻，其中补药用量重于"泻药"，是以补为主；肝、脾、肾三阴并补，以补肾阴为主，这是本方的配伍特点。

【历代名医点评】此方非但治肝肾不足，实三阴并治之剂。有熟地之腻补肾水，即有泽泻之宣泄肾浊以济之；有萸肉之温涩肝经，即有丹皮之清泻肝火以佐之；有山药之收摄脾经，即有茯苓之淡渗脾湿以和之。药止六味，而大开大合，三阴并治，洵补方之正鹄也。（清·费伯雄《医方论》）

加减复脉汤
《温病条辨》

【组成】炙甘草六钱　干地黄六钱　生白芍六钱　麦冬不去心，五钱　阿胶三钱　麻仁三钱

【用法】上以水八杯，煮取三杯，分三次服。

【主治】风温、温热、温疫、温毒、冬温，邪在阳明久羁，或已下，或未下，身热面赤，口干舌燥，甚则齿黑唇裂，脉沉实者，仍可下之；脉虚大，手足心热甚于手足背者，加减复脉汤主之。（清·吴瑭《温病条辨》）

本方主治温热病后期真阴耗损证。临床应用以身热面赤，手足心热，口干舌燥，脉虚大为辨证要点。

【组方思路】方中地黄滋阴清热，凉血补血，为君药。白芍养血敛阴，麦冬养阴生津，阿胶滋阴补血，三药为臣，助地黄养血。炙甘草补脾和胃，益气复脉；麻仁滋阴养血，润肠通便，共为佐使。全方合用，养血敛阴，生津润燥，诸症自消。

【历代名医点评】本案云：其脉虚细，夜热晨寒，烦倦口渴，汗出，脏液已亏，当春风外泄，宗仲师凡元气有伤，当与甘药之例。孙心典按：虚劳治法，舍建中别无生路。又有一种脾阳不亏，胃有燥火，当从时贤养胃阴诸法。（清·陈修园《医学从众录》）

大定风珠
《温病条辨》

【组成】生白芍六钱　阿胶三钱　生龟甲四钱　干地黄六钱　麻仁二钱　五味子二钱　生牡蛎四钱　麦冬连心，六钱　炙甘草四钱　鸡子黄生，二枚　鳖甲生，四钱

【用法】水八杯，煮取三杯，去滓，再入鸡子黄，搅令相得，

分三次服。

【主治】热邪久羁，吸烁真阴，或因误表，或因妄攻，神倦瘛疭，脉气虚弱，舌绛苔少，时时欲脱者，大定风珠主之。(清·吴瑭《温病条辨》)

本方主治真阴耗损严重，虚风内动之证。症见低热，形消神倦，咽干齿黑，手足蠕动，甚或瘛疭，心悸或心中憺憺大动，甚则心中痛，时时欲脱，舌干绛，脉虚细无力。

【组方思路】方中鸡子黄、阿胶滋阴养液以熄内风；地黄、麦冬、白芍养阴柔肝；龟甲、鳖甲、牡蛎育阴潜阳；麻仁养阴润燥；五味子、甘草酸甘化阴。诸药合用，共奏滋阴养液、柔肝息风之功。

【历代名医点评】

（1）下焦温病，神倦瘛疭，舌绛苔少，脉气虚弱，时时欲脱者，热邪久羁吸烁真阴也，大定风珠主之。(清·娄杰《温病指南》)

（2）壮火尚盛者，不得用定风珠、复脉汤。(清·吴瑭《温病条辨》)

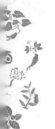

|下篇|
预防方

内服类

玉屏风散
《医方类聚》

【组成】防风一两　黄芪蜜炙　白术各二两

【用法】上咬咀，每服三钱，用水一盏半，加大枣一枚，煎至七分，去滓，食后热服。

【功效】益气固表止汗。

【主治】腠理不密，易于感冒。

神仙百解散
《太平惠民和剂局方》

【组成】山茵陈一两　柴胡去芦，一两　前胡生姜制，炒，一两　人参一两　羌活一两　独活一两　甘草一两　苍术米泔浸，锉，炒，一两　干葛一两　白芍药一两　升麻一两　防风去苗，一两　藁本去芦，一两　藿香去梗，一两　白术一两　半夏姜汁制，一两

【用法】上为细末，每服三钱，水一盏半，加生姜三片，大枣两个，煎至一盏，热服，不拘时候，并进两服。如要表散，加葱白三寸，淡豆豉三十粒，同煎服，以衣被盖覆，汗出而愈。

【功效】常服辟瘟疫。调中顺气，祛逐寒邪，调顺三焦，解表救里，温润肺经，升降阴阳，进美饮食。

【主治】伤寒遍身疼痛，百节拘急，头目昏痛，肢体劳倦，壮热憎寒，神志不爽，感冒瘟疫瘴气。伤寒在表，未传入经，发热

恶寒，腰痛；已传经络，胸满短气，肢体烦疼，目睛微痛，耳聋，口燥咽干，或渴不渴，手足自温，或肢厥自利，或不自利，小便反快；或头面感寒，风伤腠理，头痛项强，憎寒，鼻流清涕，咳嗽痰涎；或风湿相搏，骨节烦疼，身体沉重，洒淅恶风，时自汗出等，不问伤寒、伤风、中暑、中暍，食蒸头疼，失饥吐逆，眩晕恶心，及已经汗后不解，下之不当，吐之不中者。

清瘟解毒汤
《治疫全书》

【组成】川芎—钱　黄芩—钱　赤芍—钱　连翘去心，—钱　花粉—钱　桔梗—钱　白芷—钱　羌活—钱　葛根—钱　玄参—钱　淡竹叶—钱　柴胡—钱五分　生甘草三分

【用法】加生姜三片为引，以水两盅，煎一盅，不拘时候服。瘟疫流行时，无病之人预服一至二剂，百病不生。

【功效】清瘟解毒。

【主治】初起瘟疫，四时伤寒，头痛，憎寒发热，呕吐恶心，咳嗽痰疾，气喘，面红目赤，咽喉肿痛。

福建香茶饼
《景岳全书》

【组成】沉香　白檀各—两　儿茶二两　粉草五钱　麝香五分　冰片三分

【用法】上为极细末，糯米调饮汤为丸，黍米大。噙化。

【功效】辟瘴气，防疫气。

【主治】能辟一切瘴气时疫，伤寒秽气，不时噙口中，邪气不入。

外用类

老君神明白散
《千金翼方》

【组成】白术　附子炮去皮，各二两　桔梗　细辛各一两　乌头炮去皮，四两

【用法】上五味，粗捣筛，绛囊盛带之，所居间里皆无病。

【功效】辟瘟疫。

太一流金散
《千金翼方》

【组成】雄黄三两　雌黄　羚羊角各二两　矾石一两，烧令汁尽　鬼箭削取皮羽，一两半

【用法】上五味，捣筛为散，以细密帛裹之，作三角绛囊盛一两带心前，并挂门阁窗牖上，若逢大疫之年，以朔旦平明时以青布裹一刀圭中庭烧之，有病者亦烧熏之，若遭毒螫者以唾涂之。

【功效】辟瘟疫。

辟温粉
《外台秘要》

【组成】川芎　苍术　白芷　藁本　零陵香各等份

【用法】上为散，和米粉。粉身。若欲多时，加药增粉用之。

【功效】辟瘟疫。瘟疫转相染着至灭门，延及外人，无收视者。

涂敷方
《圣济总录》

【组成】雄黄二两，研　丹砂研　菖蒲切　鬼臼各一两

【用法】上四味。捣研为末，再同研匀，以水调涂五心，及额上鼻中耳门，辟瘟甚验。

【功效】辟瘟疫时气。

艾香
《普济方》

【组成】以艾纳香。

【用法】烧之。

【功效】辟瘟疫时气令不相染易。

烧术法
《普济方》

【组成】以苍术合皂荚。

【用法】烧之。

【功效】凡冒中暑热，时或久雨，烧之辟瘟疫邪气。

苍降反魂香
《松峰说疫》

【组成】苍术　降真香各等份

【用法】共末，揉入艾叶内，绵纸卷筒，烧之。

【功效】除秽祛疫。

避瘟丹
《松峰说疫》

【组成】苍术　乳香　甘松　细辛　芸香　降真香各等份

【用法】糊为丸豆大。每用一丸焚之，良久又焚一丸，略有香气即妙。

【功效】辟一切秽恶邪气。

神圣避瘟丹
《松峰说疫》

【组成】苍术　香附　羌活　独活　甘松　山奈　白芷　赤箭　大黄　雄黄各等份

【用法】共为末，糊丸弹子大，黄丹为衣，晒干。正月初一平旦，焚一炷。

【功效】辟一岁瘟疫邪气。

透顶清凉散
《松峰说疫》

【组成】白芷　细辛　当归　明雄　牙皂各等份

【用法】共为细末，瓷瓶贮，勿泄气。用时令病者噙水口内，将药搐鼻，吐水取嚏，不嚏再吹，嚏方止。已患未患者皆宜用。

【功效】凡遇时令不正，瘟疫流行，人各带之，或嗅鼻，可免侵染。

入病家不染方
《松峰说疫》

【组成】香油　雄黄　苍术末

【用法】涂鼻孔，既出，纸条探嚏。如无黄、术，即香油亦可。饮雄黄酒一杯，或止抹雄黄于鼻孔即妙。

【功效】辟瘟疫。

辟瘟囊
《理瀹骈文》

【组成】羌活太阳　大黄阳明　柴胡少阳　苍术太阴　细辛少阴　吴萸厥阴

【用法】共研细末，绛囊盛之，佩于当胸。

【功效】辟瘟疫。

方剂索引

（按汉语拼音排序）